互联网中医院医护人员培训系列教材

体重管理

主　审　王　琦

主　编　孙贵香　张冀东

全国百佳图书出版单位

中国中医药出版社

·北　京·

图书在版编目（CIP）数据

体重管理 / 孙贵香，张冀东主编 . -- 北京：中国
中医药出版社，2023.12（2024.5重印）
互联网中医院医护人员培训系列教材
ISBN 978 - 7 - 5132 - 8557 - 5

Ⅰ . ①体… Ⅱ . ①孙… ②张… Ⅲ . ①膳食营养—技术培训—教材
②健身运动—技术培训—教材 Ⅳ . ① R151.3 ② G883

中国国家版本馆 CIP 数据核字（2023）第 221605 号

中国中医药出版社出版

北京经济技术开发区科创十三街 31 号院二区 8 号楼
邮政编码 100176
传真 010-64405721
北京盛通印刷股份有限公司印刷
各地新华书店经销

开本 787 × 1092 1/16 印张 10.25 字数 209 千字
2023 年 12 月第 1 版 2024 年 5 月第 2 次印刷
书号 ISBN 978 - 7 - 5132 - 8557 - 5

定价 50.00 元
网址 www.cptcm.com

服 务 热 线 010-64405510
购 书 热 线 010-89535836
维 权 打 假 010-64405753

微信服务号 zgzyycbs
微商城网址 https://kdt.im/LIdUGr
官 方 微 博 http://e.weibo.com/cptcm
天猫旗舰店网址 https://zgzyycbs.tmall.com

如有印装质量问题请与本社出版部联系（010-64405510）
版权专有 侵权必究

《体重管理》编委会名单

主　　审　　王　琦

主　　编　　孙贵香　张冀东

副 主 编　　吴泳蓉　王久源　曾小珂

编　　委　（按姓氏笔画排序）

凡博砚　马笃军　王　丹　王豪杰

王燕娇　毛　欣　尹赛琼　邓琳蓉

叶培汉　田梦影　刘子毓　刘向华

刘思洁　刘倩倩　孙嘉琦　孙豪娴

阳吉长　李　凡　李　玲　肖紫萱

邱丽婷　张千旭　陈　信　周　芳

周海球　胡以仁　胡金鲁　柳　珊

夏　雨　夏帅帅　涂映岑　黄文静

曹　淼　龚兆红　程瑞文

学术秘书　　邱丽婷

中医药是我国优秀传统文化的瑰宝，是具有中华民族原创特色的医疗资源。近些年来，国家出台一系列相关政策和法律法规，中医药事业的发展迈向了新的台阶。特别是《中华人民共和国中医药法》的颁布，正式确立了中医药的法律地位，为中医药事业的快速发展奠定了坚实的基础。

在中医药资源有限的背景下，利用成熟的互联网平台，构建完善的"互联网＋中医药"的服务内容、流程、模式、管理、监控体系，以及与之配套的人才培训、科普宣传等领域都亟待探索。本套互联网中医院医护人员培训系列教材在湖南中医药大学、湖南中医药大学第一附属医院、银川谷医堂互联网医院的专家团队的共同努力下，结合互联网中医院目前实践中的经验和遇到的问题编纂而成。其主要特点是在互联网背景下，系统构建互联网中医院医护人员在全新的医疗服务环境中具备的专业知识和综合能力体系，突出中医药特色与优势，兼顾西医相关内容，使其更能适应互联网中医药服务的新要求。本套教材的编写注重突出中医药的基本理论、基本知识、基本技能，兼有科学性、实用性、先进性、系统性与启发性，同时也兼顾了科普的作用。读者对象主要为互联网中医院的医护人员、医学助理；从事互联网医疗的相关管理人员；院校学生及其相关人员；对中医药医疗保健感兴趣的人员。

互联网中医院医护人员培训系列教材的第一批教材包括7门课程，具体如下。

《医学助理培训指南》，主要内容涉及医务人员职业道德及礼仪规范、中医健康管理服务规范细则、心肺复苏基本知识、不孕不育基础知识、肥胖症基础知识、肝胆病的诊疗与调理等，同时本册附录中也收录了互联网医院相关的法律法规。

《中医健康管理师培训指南》，主要内容包括中医健康管理的相关理论与概念、中医健康管理的服务基本内容（中医健康信息管理、中医健康状态辨识与评估、中医健康状态调理、中医健康管理效果评价、中医健康教育与健康促进）、中医健康管理服务范式、慢性病与重点人群的中医健康管理及其他相关知识等。

《中医养生学保健基础》，主要内容涉及中医养生相关概念、不同中医证型、体质、亚健康状态的中医干预养生方法，以及常见药食同源食材、常见中药、常见疾病的中医药调治与养生方法，以及常见的中成药在养生保健中的应用。

《二十四节气养生》，主要内容以二十四节气的特点为基点，以中医理论为依托，包括了饮食、起居、经络穴位、运动养生、情志等方面，并详细介绍了药膳、艾灸、足浴、敷贴等养生措施。

《药食同源本草》，主要内容为全面梳理、总结目前110种药食同源中药的使用和研究现状，为药食同源中药的食疗应用、保健品和食品开发提供学术基础。

《体重管理》，主要内容以中医学理论及临床营养学理论为指导，对肥胖及消瘦人群等体重异常人群的原因、机理及调理原则、调理方法进行系统论述，以便科学指导体重异常人群进行减肥或增重实践。

《男性生殖健康管理》，主要内容为针对互联网中医院业务发展的需要，对男性生殖健康的管理进行规范化培训教育。

在互联网中医院医护人员培训系列教材的编撰过程中，得到中医药领域诸多专家的大力支持，以及银川谷医堂互联网医院等相关单位的热情参与。由于"互联网＋中医"领域仍然是一片尚待探索和完善的全新领域，加上我们的水平与知识所限，时间匆促，其中定有尚待改进和补足之处，真诚希望各位专家、读者多提宝贵意见，以便我们在后续修订时不断进步；对未涵盖的较为成熟的服务内容我们会在后续不断增补系列教材，以期为"互联网＋中医"的实践提供有价值的参考依据。

湖南中医药大学教授、博士生导师　　　　　何清湖
湖南医药学院院长
2023 年 6 月

　　近年来，随着经济全球化的快速发展，以及城市化、工业化和现代化进程地不断推进，我国国民的生活水平逐步提高，生活方式、生活节奏、膳食结构、心理压力和社会环境都在发生转变，这些变化带来的体重失控问题也日益凸显。

　　肥胖和超重已经成为我国一个非常重要的公共卫生问题。肥胖给人类健康生活及社会经济发展带来了挑战。因此，加强和重视对肥胖的研究与防治势在必行。体重问题不仅表现在肥胖上，消瘦也是其中的一方面。排除生理疾病因素的影响，身体消瘦被视为营养不良的一种表现。虽然我国社会经济水平在不断提高，但社会经济发展还不能完全控制消瘦性营养不良的发生率，消瘦问题在我国仍然存在。另外，由于人们对消瘦的概念与危害普遍认知不足，会错误地将消瘦认作标准身材而不加干预。

　　体重问题可能会引发一系列的健康、社会和心理问题，若任其自由发展，必将带来沉重的经济负担和社会负担。人们应该改善不良生活方式以控制体重，进而预防和控制慢性病。体重管理是指培养患者养成健康生活的理念，通过合理膳食、适量运动、养成良好生活习惯等方面对人们生活的各个方面进行全方位管理，从而有效控制体重。而中医体重管理的原则是改变亚健康状态，针对不同中医体质、不同证型、不同疾病倾向、不同基础疾病等，采用不同治法。核心在于以辨证论治为指导进行药膳调理、中药干预，结合针灸推拿、药浴香薰等方法，进行综合的调理干预。

　　以社区为平台，融预防、医疗、保健、康复、健康教育等为一体的综合干预是成年人体重管理的最佳干预策略。社区是最基础的群众机构，医务人员是实施体重管理系列国家政策的主体，基层医务人员与本地区群众的信任关系，有利于实施社区人群的监测和管理，长期稳定地追踪人群的健康状况，及时发现高危个体。社区医生与管理对象进行互动式的交流，结合其自身性别、年龄、职业与爱好等特点，制订个体化的膳食与身体活动指导方案。

　　目前，体重管理还缺乏系统的理论与实践体系的构建。在崇尚健康生活方式和养生保健的现代社会，中医药在体重管理领域大有可为。以中医药理论为基础，系统构建体重管理的理论与实践体系具有很强的现实指导意义，也是引导大众正确的体重观念和健康的生活方式的最佳途径。

本书为互联网中医院医护人员培训系列教材之一，主要培训对象为互联网中医院的相关人员。本书以中医药理论为基础，包括体重管理医学基础、体重管理营养学基础、体重管理与健康管理、肥胖的体重管理、消瘦的体重管理、体重管理系统的服务规范与实践，初步构建了以中医药理论为基础的体重管理理论与实践的体系。书中所涉药方（配方）请在专业医师指导下使用。

本书在编写过程中得到了谷医堂（湖南）健康科技公司的大力协助，在此表示衷心感谢！由于互联网中医院的培训体系尚在不断探索和完善中，加上我们的水平与知识有限，本书的编写难免有不足之处，真诚希望各位专家、读者多提宝贵意见，以便日后修订时进一步完善。

《体重管理》编委会

2023 年 9 月

目录

第六章 体重管理系统设计及实践

第一章 体重管理医学基础

第一节 概 述

一、体重管理概念

体重是指人体的总重量，是人体骨骼、肌肉、脂肪等组织各部分以重量为单位的总和，能够间接反映人体的营养状况。由于现代人长期营养不均衡、作息不规律、劳作模式改变和环境恶化等因素，衍生出许多与体重相关的健康问题。体重异常可导致各种疾病的发生：因营养过剩产生的不同程度的超重和肥胖可使人体内各器官的负担加重，同时罹患心血管疾病、代谢综合征、糖尿病等多种慢性疾病的风险增加；营养不良往往表现为消瘦，消瘦易导致抵抗力下降，易并发功能性消化不良、肠易激综合征、慢性腹泻、甲状腺功能亢进症等疾病。可见，体重过重或过轻都会对健康产生不利影响。

《超重或肥胖人群体重管理专家共识及团体标准》（2018 年）对体重管理的定义：医师、营养师或其他相关专业人士根据服务对象的具体情况，给出综合饮食、运动、行为等要素的个性化方案，并对其进行实时监控和调整，最终达到并保持理想体重，使其达到减轻健康风险和医疗负担，改善生活质量的目的。

身体质量指数（body mass index，BMI）是目前国际上常用的衡量人体胖瘦程度及是否健康的标准，其计算公式：BMI= 体重（kg）/ 身高的平方（m²）。目前世界卫生组织（wortd health organization，WHO）的分类标准：BMI < 18.5 为体重过低，18.5 ≤ BMI < 24.9 为正常范围，25.0 ≤ BMI < 30 为超重，BMI ≥ 30 为肥胖。《中国成年人超重和肥胖症预防控制指南》（2021 年）定义成年人体重标准：BMI < 18.5 为体重过低，18.5 ≤ BMI < 24.0 为正常，24.0 ≤ BMI < 28.0 为超重，BMI ≥ 28.0 为肥胖。

二、体重管理现状与进展

因超重 / 肥胖造成的并发疾病与死亡风险密切相关，成为可预防疾病及失能的首要原因。同时，肥胖甚至与多种肿瘤的发生相关。肥胖对个体可能产生不良心理和社会后果。

西医学认为，肥胖症是一种复杂慢性代谢性疾病，会影响人体正常生理过程，是糖尿病、心血管疾病及其他代谢性疾病的高危潜在因素。

增减能量摄入和能量消耗是人们常用的体重管理手段。通过调整身体活动量与适当控制饮食，促进能量代谢的动态平衡，是世界公认的体重管理的良方。科学合理的营养治疗联合运动干预，仍是目前有效、安全的基础治疗方法，推荐采用限制能量平衡膳食、高蛋白膳食模式及低碳水化合物饮食等，可用于各种类型、各个生理阶段的超重/肥胖者，掌握好适应证及使用时机，有助于安全减重的执行。当前，常用的减重方法包括膳食控制、运动治疗、认知疗法、药物疗法及手术疗法等。

1. 膳食控制

限制饮食中热量摄入是减重的基础，应当根据患者个体年龄、活动强度、标准体重及身体健康状况给予明确的饮食指导。

2. 运动治疗

规律的运动可使体重下降并维持理想体重，同时获得多种健康益处，超重或肥胖人群生活方式干预计划中应包含有氧运动和抗阻运动。

3. 认知疗法

认知疗法是根据人的认知过程，影响其情绪和行为的理论假设，通过认知和行为技术来改变患者的不良认知。认知行为疗法也是体重管理的一个重要手段，如建立节食意识、避免暴饮暴食、按计划用餐、改变进食行为等，可增加患者控制体重的信心，提高体重管理的成功率。

4. 药物疗法

大多数肥胖人群通过改变生活方式，在专业人员指导下进行膳食控制和适当运动后，可有效地控制体重，但部分肥胖症患者通过上述方式仍不能达到预期目标，就需要药物疗法辅助治疗。

5. 手术疗法

主要目的是预防和治疗肥胖症的并发症。对于部分肥胖症患者来说，生活方式干预联合药物治疗的效果仍不理想，就需要采取其他手段进行更为积极有效的治疗。减重手术是严重肥胖症患者唯一长期有效的治疗方法，疗效优于内科治疗。

对于体重过轻者来说，应积极明确消瘦原因，若营养摄入不足，需适当补充；若慢性消耗性疾病导致，则需积极治疗原发病及并发症；若是因为某些药物导致，可减少药物剂量或使用替代疗法以减轻药物的副作用。尽可能地使自身体重增加到正常范围，且不要造成脂肪的过度累积。当一个人增加体重较为困难或体重持续下降时，应尽快接受相关医学检查以排查潜在疾病的可能。

第二节 体重管理与中医学基础

一、相关脏腑及其功能

中医学认为，人体是以五脏为中心，由脏腑、气血、骨骼、筋脉、肌肉、皮毛等构成的整体功能系统，五脏协同平衡对维持体重发挥了重要作用。一方面，如果人体脏腑的阴阳气血失衡，则可能造成病理产物（如痰饮、膏脂、瘀血等）的堆积，可造成体重增加；另一方面，如果五脏虚损，又可造成气血生化乏源而致消瘦。

（一）肾

中医学认为，人的肥瘦、坚实与否、腠理密实程度等与父母较为相似。一方面，可能与饮食、起居习惯相近有关；另一方面，则可能因子女禀受父精母血的遗传因素相关。肾为"先天之本"，《灵枢·决气》曰："两神相搏，合而成形，常先身生，是谓精。"《灵枢·经脉》亦云："人始生，先成精，精成而后脑髓生，骨为干，脉为营，筋为刚，肉为墙，皮肤坚而毛发长。"由上述可知，"先天"是指禀受于父母的"两神相搏"之精，以及由先天之精化生的先天之气，由遗传而来。

肾为先天之本。肾气盛衰是决定人体先天禀赋强弱、生长发育迟速、脏腑功能盛衰，并决定了人体的体质属性及疾病的易感性。《灵枢·寿夭刚柔》曰："余闻人之生也，有刚有柔，有弱有强，有短有长，有阴有阳。"其说明人在出生之时，已经初步具备了肥瘦、强弱、高矮、偏阴偏阳等不同的体质属性。《灵枢·阴阳二十五人》对肥胖还有相关记载："土形之人，其人黄色、圆面、大头、美肩背、大腹、美股胫、小手足、多肉……水形之人，大头、小肩、大腹。""土形之人""水形之人"均是遗传所致，由此说明了先天禀赋与肥胖的关联性。

此外，肾主水，水液代谢需要肾阳的蒸腾气化，才能将水液输送到全身各个组织器官，肾阳不足，蒸腾气化无力，导致水液不化而聚湿成饮，导致肥胖。肾又可温煦五脏六腑，脾阳得肾阳之温方有阳气运化水谷精微；肾又司二阴之开合，肾气不足可致脾阳不充而形成慢性腹泻，故肾阳不足亦有可能导致消瘦。

（二）脾胃

中医学认为，胃主受纳水谷，脾主运化水谷精微和水液，脾胃与体重的关系极为密切。金元时期李杲在《脾胃论》中言："脾胃俱旺，则能食而肥……或少食而肥，虽肥而四肢不举。"脾乃后天之本，若脾胃运化受纳失常，食欲过旺，脾运不及，可导致水湿、痰湿、膏脂留着脏腑，积聚肌肤，形成肥胖。另外，饮食不节伤及脾胃是引起肥胖的常见原因。《素问·痹论》曰："饮食自倍，肠胃乃伤。"饮食过度，超过了脾胃的运化功能，使水谷不能化生为精微物质，使得膏脂、水湿痰瘀停留，逐渐导致肥胖。同时，脾主身之肌肉，脾胃升降转输、运化水谷精微而营养周身，使人体发达丰满。若饮食不当，或饮食偏嗜，或饮食过度，超过脾胃运化功能，食积湿滞，壅阻气机，使得痰湿内生，日久则痰瘀互结，逐渐导致肥胖。

《脾胃论》言："脾胃俱旺，则能食而肥。脾胃俱虚，则不能食而瘦。或少食而肥，虽肥而四肢不举，盖脾实而邪气盛也。"消瘦与脾胃功能异常亦密切相关，脾胃不足，如胃阳不足，或胃有寒邪，不能受纳水谷；或脾阳不足，运化失常，则人食欲下降，水谷精微摄入减少，日久则必有体瘦乏力。另外，如有胃阴亏虚，不能消谷，或患者有中消之证，脾胃有热而消谷太过成为多食易饥之症，日久亦可消瘦。

（三）肝胆

中医学认为，肝主疏泄，肝具有疏通、畅达全身气机，进而促进气血津液的运行输布的作用，还可以调节脾胃之气的升降、胆汁的分泌与排泄、情绪的调畅。饮食不节不仅损伤脾胃，也可影响肝的疏泄，无法协调脾升胃降的正常气机，也无法促进脾运化和胃腐熟，形成"肝脾不和"。此外，暴饮暴食可形成膏脂痰浊而堆积于人体皮肤、肌肉、脏腑之间，阻碍肝的疏泄功能。若肝气郁结或者肝气虚衰不足，则疏泄无力，气机运行不畅，气血津液难以上行，郁结于下，加重膏脂瘀积。

肝的另一个功能是辅佐心神参与情志、思维等活动。若情志亢奋激动，肝必疏泄太过而自伤，气机逆乱上亢，导致脾胃升降失序，运化失调，就会出现"木旺乘土"；反之，若情志低落沉迷，肝疏泄不及，导致气机郁结停滞，水谷精微失于输布，化为痰浊膏脂，结于肌肤腠理及筋肉脏腑，则易形成肥胖。临床可见许多肥胖症病因与肝有关，同时也可由部分人群，因为压力较大、食欲严重下降，出现恶心欲呕、口苦或口淡等，从而导致消瘦。

胆与体重的主要关系，是胆中所藏精汁能够促进水谷的腐熟与吸收。胆功能异常，就会影响水谷精微的摄入与形成，进而可能会对体重造成影响。另外，如胆中精汁不及时疏泄，容易外溢，损伤肝气，则进一步影响人的身体健康。

（四）大小肠

小肠主分清别浊，是指小肠中的食糜在消化的过程中，会分为清浊两部分：清者，即水谷精微和津液，由小肠吸收，经脾气的转输作用输布全身；浊者，即食物残渣和部分津液，经胃和小肠之气的作用通过阑门传送到大肠。小肠在吸收谷精的同时，吸收了大量津液，小肠吸收的津液与谷精合为水谷精微，由脾气转输全身，濡养脏腑形体官窍。若小肠泌别清浊的功能失常，清浊不分水液归于糟粕，就会导致水谷混杂而出现便溏泄泻等。精微物质泄出日久，可导致人体消瘦。

大肠的主要功能为传化糟粕，将粪便传送至大肠末端，并经肛门有节制地排出体外，如大肠传导糟粕功能失常，则出现排便异常，常见的有便秘或泄泻。此外，大肠接受由小肠下传的含有大量水液的食物残渣，将其中的水液吸收，使之形成粪便，即所谓燥化作用。"大肠主津"，大肠可吸收水液，参与体内的津液代谢，大肠主津功能失常，则大肠中的津液不得吸收，津液与糟粕俱下，可出现肠鸣、腹痛、泄泻等。

由此得见，人体精微物质的形成与吸收、津液的形成和维持与大小肠关系密切。水谷精微的吸收甚至在人体内形成过量的膏脂，需建立在其大小肠功能正常的前提下，如大小肠功能的异常，会造成慢性腹泻或水谷精微吸收困难，易形成消瘦。

二、中医学对体重的认识

中医学重视"中和"的观念，健康的体重应不过轻亦不能过重，处于"中和"之态。自觉身轻体便，活动自如且充满自信，方为主客观相统一的良好状态。人体肥胖与消瘦，或自身体重正常而自觉肥胖或消瘦的情况均是病理状态。

《黄帝内经》对肥胖病因病机、易发疾病、分类等进行了阐述。《灵枢·卫气失常》将肥胖分为"脂人""膏人""肉人"。《黄帝内经》中，膏人的脂肪主要分布于腹部，身小腹大，脂膏集中于腹部，其腹部外形远远大于"脂人"，其与西医学的腹型肥胖类似；脂人的脂膏均匀分布全身，形体肥胖虽肥而腹不大更不能垂，而肌肤质地中等，其肥胖度较膏人为大、体质较好，与西医学的均一性肥胖相似；肉人以肌肉之肥为主，形体肥胖，肥而壮盛，上下均肥皮肉结实精神内旺，其体重虽超正常之人，但其体内肌肉发达，而体内脂膏含量并不超过正常体脂含量，其特点是皮肉与脂膏，各自称其身，比例协调正常，可以认为是一种特殊的健康状态。

根据《黄帝内经》及后世医家的论述，肥胖之人易得中风，《素问·通评虚实论》曰："凡治消瘅、仆击、偏枯、痿厥，气满发逆，肥贵人，则膏粱之疾也。"肥胖之人还易热中，《素问·风论》曰："风气与阳明入胃……其人肥则风气不得外泄，则为热中而目黄；人瘦则外泄而寒，则为寒中而泣出。"后世学者解释："肥人肌理厚，风不外泄，阳旺于上，胃府多热。肥者多湿，湿热相合，故为热中而目见黄色。"

中医学对于肥胖症用药亦有区别，在治疗过程中肥胖人用药气味宜厚重。《素问·异法方宜论》言："西方者……其民华食而脂肥，故邪不能伤其形体，其病生于内，其治宜毒药。"《灵枢·论痛》曰："人之胜毒，何以知之……胃厚、色黑、大骨及肥者，皆胜毒，故其瘦而薄胃者，皆不胜毒也。"肥胖症发病往往因肥甘厚味积于肠胃，因此治疗宜采用气重味厚之药物，同时也反映肥胖可以引起人对于药物适应性的差异。

三、相关病因病机

（一）肥胖的病因病机

1. 病因

（1）饮食失节　饮食失节之人，常胃热偏胜，腐化水谷之功能亢旺。大量摄入肥甘厚味，困遏脾运，久则致脾之运化功能受损，进一步发展则导致超量水谷不能化为精微，遂变生膏脂，随郁气之流窜而停于筋膜腔隙，形成肥胖。故《素问·奇病论》有"此肥美之所发也，此人必数食甘美而多肥也"之论述，表明饮食失于节制是导致肥胖的关键。

（2）年老体弱　壮年之后，正气渐减，尤其阳气渐耗，阴气渐盛，起居变衰，使肺、脾、肾主水失职，痰浊渐生，与渐盛之阴气相互促进，推动体重随着年龄的增加而不断加重。《素问·阴阳应象大论》言："年四十，而阴气自半也，起居衰矣；年五十，体重、耳目不聪明矣。"

（3）先天禀赋　肥胖具有一定的家族聚集性。基因突变与某些调节体重的遗传物质功能失调可能是导致肥胖的主要因素。

（4）起居过逸　动则生阳，静则生阴。喜坐懒动之人，阴盛而阳弱，阳气之气化功能不足，可致津液不归正化，停为痰湿，化为脂膏而致肥胖。唐代孙思邈在《备急千金要方·养性》中有"养性之道，常欲小劳""饱食即卧，乃生百病"之言。

（5）情志内伤　情志失常，忧思困脾，脾气虚弱，运化失职，痰湿内生，聚集而成肥胖；恼怒愤懑，精神紧张，肝失疏泄，气机郁滞，木壅土郁，气结伤脾，或气郁化火，炼液成痰，痰积湿滞，导致肥胖。《儒门事亲·九气感疾更相为治衍》曰："怒气所至……为胸满胁痛，食则气逆而不下，为喘渴烦心，为消瘅，为肥气。"

2. 病机

肥胖的主要病机为胃强脾弱，酿生痰湿，导致气郁、血瘀、内热壅塞。所谓胃强脾弱是相对而言的。阳明阳盛，胃强者易于化热，胃热消灼，使水谷腐熟过旺。太阴阴盛，脾为土性，易伤阳气，易受湿困，乃生痰之源。胃纳太过，壅滞脾土，一则酿生湿热，进而化生痰湿；二则损伤脾阳，脾失运化而生痰湿。痰湿阻碍气机则致气郁。无论痰湿，还是气郁，均可壅郁生热。《素问·奇病论》云："肥者令人内热，甘者令人中满。"中满，即痰湿、气郁。《灵枢·逆顺肥瘦》言："广肩腋项，肉薄厚皮而黑色，唇临临然，其血黑以浊，其气涩以迟。"因此，肥胖的病位主要在脾胃，可与肾气虚衰关系密切，并可涉及五脏。

肥胖有虚、实之不同，但总体上是实多虚少。实主要在于胃热、痰湿，其中胃热是痰湿之因，膏脂堆积而成痰湿是胃热多食之果。先贤有"肥人多痰"之说。痰湿常与气郁、瘀血、水湿相兼为病，故痰瘀互结痰气交阻、痰饮水肿者常见。虚主要是脾气亏虚，运化不足而水谷精微积为痰湿。故前人又有"肥人多气虚"之见。也有脾肾阳气不足，或兼见心、肺气虚及肝胆疏泄失调者。此外，尚有虚实相兼的本虚标实或标实本虚的情况，无论本于虚，还是本于实，最终都导致膏脂堆积而为病。

（二）消瘦的病因病机

1. 病因

明代汪绮石在《理虚元鉴》中指出：病因"有先天之因，有后天之因……有外感之因，有境遇之因，有医药之因。"此语也可用于解消瘦形成的原因。西医学认为，消瘦病因非常复杂，如肺结核、甲状腺功能亢进症、肿瘤等均可引起消瘦。中医学消瘦的病因也多种多样，系多种病因作用于人体，引起脏腑气血阴阳的亏虚，日久不复，人体肌肉等失养而成消瘦。

（1）禀赋薄弱，素质不强　因父母体瘦而弱，年老体衰，孕育不足而致胎中失养；或生后喂养失当，水谷精气不充，均可导致先天不足，体质薄弱，或由疾病消耗精血，久虚不复，使脏腑气血阴阳亏虚日甚，而成消瘦。

（2）烦劳过度，五脏受损　烦劳过度，因劳致虚，日久成损。其中尤以劳神及恣情纵欲多见。忧郁思虑，积思不解，所欲未遂等劳伤心神。思虑过度耗伤心血而致心失所养，思则气结而致脾失健运，心脾损伤，气血亏虚。或早婚多育，房事不节，频繁手淫等，易使肾精亏虚，肾气不足，久则阴阳亏损，形体失养而成消瘦。

（3）饮食不节，损伤脾胃　暴饮暴食，饥饱不调，食有偏嗜，饮酒过度等原因，均会导致脾胃损伤，不能化生水谷精微，气血来源不充，脏腑经络失于濡养，日久形成消瘦。或由饮食不节，久嗜肥甘而成内热，内热日久形成消渴亦可见消瘦。

（4）大病久病，失于调理　大病，邪气过盛，脏气损伤，耗伤气血阴阳，正气短时难以恢复，加之病后失于调养，易于消瘦。久病迁延失治，日久不愈，病情传变日深，损耗人体的气血阴阳，或产后失于调理，正虚难复，均可演变为消瘦。

2. 病机

消瘦虽有因虚而致、因病而致等不同，但究其病理性质，主要为气、血、阴、阳的亏虚，病变涉及五脏，尤以脾肾为主。因脾肾为先后天之本，五脏有相互资生和制约的整体关系，在病理情况下可以互为影响转化。故《难经》有"上损及下，下损及上"之说。具体来说，因为消瘦的成因不一，损伤的脏器各有不同，相互之间的影响转化也因此而异，如《医宗金鉴》言："阳虚外寒损肺经，阴虚内热从肾损，饮食劳倦自脾成。"

从阴阳气血的虚损与五脏病变的关系来看，虽然五脏各有阴阳气血，但在生理和病理方面，尚有各自的特殊性，因此，五脏阴阳气血的损伤，也各有不同的重点。一般而言，气虚以肺、脾为主，但每可影响心、肾；血虚以心、肝为主，并与脾之化源不足有关；阴虚以肾、肝、肺为主，涉及心、胃；阳虚以脾、肾为主，亦可易影响心。

第三节　体重管理与西医学基础

一、营养异常状态

（一）营养不良

由于摄食不足或（和）消耗增多引起消瘦。一般轻微或短期的疾病不易导致营养状态异常。引起营养不良的常见原因如下。

1. 摄食障碍

摄食障碍多见于食管、胃肠道疾病，神经系统及肝、肾等疾病引起的严重恶心、呕吐等。

2. 消化吸收障碍

消化吸收障碍见于胃、肠、胰腺、肝脏及胆道疾病引起消化液或酶的合成和分泌减少，影响消化和吸收。

3. 消耗增多

消耗增多见于慢性消耗性疾病，如长期活动性肺结核、恶性肿瘤、代谢性疾病、内分泌疾病等，出现糖、脂肪和蛋白质的消耗过多。

（二）营养过度

体内脂肪积聚过多，主要表现为体重增加。根据病因，可将肥胖分为原发性和继发性两种。

1. 原发性肥胖

原发性肥胖亦称单纯性肥胖，为摄入热量过多所致，表现为全身脂肪分布均匀，身体各个部位无异常改变，常有一定的遗传倾向。

2. 继发性肥胖

继发性肥胖主要为某些内分泌疾病所致，如下丘脑和垂体疾病、库欣综合征、甲状腺功能减退症、性腺功能减退症等。

二、营养状态判断

可根据皮肤弹性、皮下脂肪、指甲、毛发光泽、黏膜颜色、肌肉是否结实及肋间隙和锁骨上窝凹陷程度等情况，并结合年龄、身高和体重进行综合判断营养状态。应注意寻找和搜集导致营养异常的原因和病史。

评估营养状态常用的体格测量指标包括身高和体重、身体质量指数、皮褶厚度、上臂周径。

临床上通常用良好、中等、不良3个等级对营养状态进行描述。其中良好表现为黏膜红润，皮肤光泽、弹性良好，皮下脂肪丰满而有弹性，肌肉结实，指甲、毛发润泽，肋间隙及锁骨上窝深浅适中，肩胛部和股部肌肉丰满。不良表现为皮肤黏膜干燥、弹性降低，皮下脂肪菲薄，肌肉松弛无力，指甲粗糙无光泽，毛发稀疏，肋间隙、锁骨上窝凹陷，肩胛骨和髂骨嶙峋突出。而中等表现则是介于两者之间。

（一）身高和体重

身高和体重是人体测量中最常用的两个指标。身高是指立正姿势，在枕、肩、臀平面垂直测量足底至头顶的最大距离。由于人体长度一日内可有变动，多建议以早晨测量为准。体重是裸体或穿着已知重量的工作衣称量得到的身体重量。理想体重（ideal body weight，IBW）可用以下公式粗略估算。

理想体重（kg）= 身高（cm）−105

或理想体重（kg）=［身高（cm）−100］×0.95（女性 ×0.9）

一般认为体重在理想体重上下浮动10%范围内为正常；超过正常的10%～20%为超重，超过正常的20%以上为肥胖；低于正常的10%～20%为消瘦；低于正常的20%以上为明显消瘦，若进行性消瘦则应注意排查恶病质。

（二）身体质量指数

由于体重受身高影响较大，目前常用身体质量指数来衡量体重是否正常，其计算方法及判断标准见本章第一节。BMI值虽常用，但存在一定缺陷，并不能准确地反应脂肪分布情况，如果肌肉发达，也有可能出现BMI值超过标准值的情况，因此应结合体脂含量的测定来综合判断。

（三）皮褶厚度

身体脂肪50%以上分布在皮下，临床上可简单地测量皮下脂肪厚度来估计脂肪的贮积情况。常用的测量部位有肱三头肌、肱二头肌、肩胛下、脐部和髂骨上部等处，以肱三头肌处皮褶厚度最常用。具体测量方法：被测者取立位，两上肢自然下垂。检测者在患者背后，一般取左侧肩峰至鹰嘴突连线中点的上方2cm处，用拇指和食指顺臂的长轴捏起皮褶，应避免捏起肌肉、肌腱，并应使捏起点的两边皮肤对称，然后进行测量。一般应测量3次取其均值。成年男性皮褶厚度一般为（13.1±6.6）mm（中位数为 11.4mm）；女性为（21.5±6.9）mm（中位数为 20.8mm）。

（四）上臂周径

在某些情况下，小儿不能测量身高和体重时，可用上臂周径来评价营养状态。

三、西医学对体重的相关认识

随着西医学的不断发展，营养状态异常对健康的危害认识亦不断深入。肥胖可以导致血压增高，加重心脑血管损害，与 2 型糖尿病、冠心病、不孕症、肿瘤等多种疾病密切相关。除了肥胖，体重偏轻同样也会影响健康。体重偏轻人群，冠心病、高血压等疾病的患病率及死亡率偏高。体重偏轻尤其对儿童的危害极大，儿童低体重不仅会增加腹泻、肺炎等传染性疾病风险，还会影响儿童知觉、运动、认知能力及学龄期行为，甚至还可能会对成年期工作能力造成不良影响。

西医学中影响体重的因素多种多样且相互关联，主要与饮食、遗传、内分泌、环境、心理、药物和生活方式等因素有关。

（一）饮食与体重

在整个生命活动中，人体必须从外界摄取营养物质作为生命活动能量来源，以满足人体生长、发育等一系列新陈代谢活动。消化系统将外界摄取的食物进行物理性、化学性消化，吸收营养物质，并将食物残渣排出体外，是影响体重因素的重中之重。

1. 饮食总量

随着我国经济的发展、食物种类的多样、食物供应的便利，居民饮食能量的总摄入常常与能量消耗不匹配。如果摄入的能量过多、基础代谢率下降或体力活动降低，体内能量的产生与消耗失去平衡，多余的能量就可能转化到脂肪组织中贮存，从而导致肥胖；如果摄入的食物总量不足以维持人体正常的需求，则人体就会消耗存储的脂肪，从而导致体重不足。

2. 饮食习惯

饮食习惯也是影响体重的主要因素。研究表明影响体重常见的不良饮食习惯如下。

（1）三餐不规律　在生活节奏加快、工作压力增大的情况下，多数人三餐不规律，《中国居民膳食指南》（2022 年）提出：三餐的食物能量分配及间隔时间要合理，一般早餐占一天总能量的 25%～30%、午餐占 30%～40%、晚餐占 30%～40%。

（2）进食速度　进食速度过快，咀嚼时间过短，饱腹感反馈抑制作用被延迟，会导致食欲旺盛，食物摄入量增加，从而易导致肥胖；进食速度较慢时，传入大脑摄食中枢的信号可使大脑做出相应的调节，较早出现饱腹感而减少进食。

（3）非正餐时间进食　零食作为一日三餐之外的营养补充，可以合理选用，但来自零食的能量应计入全天能量摄入之中。零食多为高热量食物，易致肥胖。

3. 膳食结构

我国正处于经济快速发展的时期，人们的物质生活水平显著提高，然而居民健康意识的转变并没有跟上生活水平提高的速度，膳食结构不合理成为影响居民体重的重要原因。体重偏高者，多喜食高热量食物，如糕点、煎炸物、烧烤等高热量食物；体重偏低者，则不思饮食。

（二）遗传因素与体重

体重与遗传有一定关联，父母体重状况是影响儿童体重的决定性因素，且父系肥胖对子代生长发育、代谢、生殖等健康的影响高于母系。

（三）内分泌与体重

内分泌功能与体重关联较大的激素主要有胰岛素、肾上腺糖皮质激素、生长激素、甲状腺激素等。

1. 胰岛素

胰岛素可调节糖代谢、脂肪代谢、蛋白质代谢，可以促进组织细胞对葡萄糖的摄取和利用，促进糖原合成，抑制糖异生，使血糖降低；可以促进脂肪酸合成和脂肪贮存，减少脂肪分解；还可以促进氨基酸进入细胞，促进蛋白质合成的各个环节以增加蛋白质合成。胰岛素是人体内唯一降低血糖的激素。胰岛素的变化在肥胖发病机制中起关键作用，肥胖症多表现为胰岛素抵抗。肥胖症由于胰岛素不敏感和抵抗，胰岛素必须维持在高水平，以满足正常糖代谢需要，而这会使脂肪合成增加，分解减少，进一步加重肥胖。肥胖症体重减轻至正常后，血浆胰岛素水平及胰岛素受体可恢复正常。

2. 肾上腺糖皮质激素

肾上腺糖皮质激素由肾上腺皮质束状带合成和分泌，在人体中主要参与糖代谢、蛋白质代谢、脂肪代谢，以及水和电解质代谢等生理功能。糖皮质激素促进糖代谢主要是促进体内糖原异生和糖合成，增加血糖来源，减少血糖消耗，抑制组织消耗糖，达到升高血糖的目的；促进蛋白质代谢是因为糖皮质激素能提高蛋白分解酶的活性，促进蛋白质分解，抑制蛋白质的合成；糖皮质激素还能促进脂肪代谢，可以抑制脂肪合成，促进脂肪的分解。此外，糖皮质激素还可作用于水盐代谢过程，促进肾小球的过滤作用，储存钠离子排出钾离子，抑制抗利尿作用，降低肾小管重吸收作用。如果血浆肾上腺糖皮质激素增高，则血糖升高，引起胰岛素升高，从而导致脂肪合成过多，形成肥胖。由于躯干及四肢脂肪组织对胰岛素和皮质醇反应性不同，故肥胖呈现向心性肥胖。

3. 生长激素

生长激素由垂体前叶分泌，受下丘脑产生的生长激素抑制激素及生长激素释放激素的调节。生长激素可以促进人体合成代谢，刺激氨基酸摄取，增加蛋白质合成，可减少人体尿素氮排除，降低血尿素氮水平，从而维持正氮平衡；生长激素可促进脂肪溶解，提高血游离脂肪酸水平，抑制脂肪酸合成，促进酮体生成，增加脂肪氧化，降低血总胆固醇水平和低密度脂蛋白胆固醇水平，提高高密度脂蛋白胆固醇水平及抗胰岛素作用，在单纯性肥胖儿童中，生长激素水平明显偏低，则胰岛素作用占据优势，从而促进脂肪合成，造成肥胖。

4. 甲状腺激素

甲状腺激素是由甲状腺产生分泌的，其作用包括增加能量消耗和产热，影响细胞增殖和发育，调节糖、脂肪、蛋白质的代谢，影响骨形成、矿化与吸收，调节人体对其他激素的反应等。甲状腺激素水平异常往往与甲状腺功能异常有关。当甲状腺功能亢进时，甲状腺激素分泌增多，从而增加人体能量消耗和产热，导致体重下降、消瘦；当甲状腺功能减退时，甲状腺激素分泌减少，人体对于脂肪和蛋白质的分解会出现下降趋势，容易导致肥胖的发生。

（四）环境与体重

环境包括自然环境和社会环境，而社会环境又可细分为社会经济环境和社会文化环境。从宏观的角度看社会，各社会关系又构成了包括作为个体的人、群体，以及阶层、阶级、社区、民族、国家等的各社会元素。

1. 自然环境

近年来，有学者提出环境病因学的观点，认为居住环境可能导致肥胖的发生。我国南北方肥胖者的差异可能是因为北方寒冷期长，进行户外活动时间相对较少，为防寒而摄入高脂肪、高热量食物，长此以往则发生肥胖。另外，某些环境污染物或人工合成物，能够改变脂质稳态平衡和脂肪储量以及代谢机制的调定点，促进脂肪积聚，故而促进或诱发肥胖，是肥胖发生的重要病因之一。目前认为双酚A、全氟烷基酸、己烯雌酚、有机锡、有机氯、邻苯二甲酸酯等二十多种（类）化学物或药物具有促进或诱发肥胖等作用，其普遍存在于食物、饮水、空气等环境中。

2. 社会经济环境

从社会转型的宏观视角出发，"营养转变"理论被认为是伴随社会经济的发展而转变的，随着经济增长与社会环境的改善，一方面，人们倾向于对肉类的消费，由之前单一的高碳水、低脂肪饮食模式逐渐转变为高脂肪、高热量的饮食模式；另一方面，城市化发展及产业、职业结构的现代化，体力劳动的占比大幅下降，自动化的生活方式普及。在这两个因素的影响下，肥胖症的发病率上升，整个社会由营养转型的第一阶段向第二阶段过渡。而随着经济继续发展到一个更高的水平并保持稳定后，居民整体的教育程度和健康意识显著提升，开始对健康行为反思并做出改变，更加强调均衡饮食和运动的重要性，肥胖问题将得到逐步缓解。

3. 社会文化环境

社会文化环境是指在一种社会形态下已形成的价值观念、宗教信仰、道德规范、审美观念，以及世代相传的风俗习惯等被社会所公认的各种行为规范。对于个体的体重而言，亲朋好友对超重、肥胖及消瘦的态度，综合反映了社会文化对个体体重的影响。

（五）心理因素与体重

近年来，"生物－心理－社会"医学模式的不断发展，精神心理因素的重要性也凸显出来。现代研究也表明精神调节障碍可导致肥胖，用不健康的食物试图缓解抑郁情绪及抗抑郁药物的副作用可以导致体重异常。因为肥胖所致的脑源性神经营养因子、维生素 D 水平的降低、瘦素抵抗、胃肠道微生物失调及炎症反应，可单独或共同促成或加重抑郁。

（六）运动与体重

生命在于运动，缺乏运动增加慢性病风险。运动可刺激肌肉对葡萄糖和脂类的摄取与代谢，减少肥胖的发生；运动可以改善脂类代谢异常和胰岛素敏感性。因此，运动不仅能促进健康和预防疾病，还是体重调节的一种重要手段。

（七）起居与体重

良好的睡眠可以维持内分泌平衡，经常熬夜可引起生物节律及内分泌的紊乱，引发糖脂代谢障碍和能量失衡，从而促进肥胖、糖尿病等疾病的发生。

（八）其他因素与体重

除上述因素外，体重还与年龄、用药、肠道微生物等有一定的关系。

1. 年龄

年老体衰也能导致肥胖的发生。中年以后，脏腑功能衰弱减退，运化不及，聚湿生痰，加之好坐少动，易致肥胖。我国的健康营养调查监测数据显示，中心型肥胖的患病率随着年龄增加呈不断上升趋势。

2. 用药

可引起肥胖的药物包括抗抑郁药、抗癫痫药、抗精神病药物、胰岛素和类固醇等。这些药物影响新陈代谢，进而导致肥胖。抗抑郁药、抗癫痫药、抗精神病药物可通过多种神经递质受体介导使食欲增加、能量消耗减少及内分泌代谢紊乱导致体重增加；胰岛素和类固醇导致的体重增加，则与糖脂代谢异常有关。但无论是哪一种药物、通过哪一种机制，几乎所有因药物产生的肥胖或体重增加，患者都可在停药后短时间内恢复体重。

3. 肠道微生物

研究证明，肠道微生物参与人体的营养和能量的代谢过程，肠道微生物可代谢人体难以消化的多糖，并产生短链脂肪酸和单糖，通过抑制禁食诱导脂肪因子的表达和释放，促进甘油三酯储存，诱导肥胖。此外，肠道微生物也可调控味觉感知、食欲，调节胃肠道激素和神经递质合成分泌，促进脂多糖分泌来参与调节宿主肥胖。肠道微生物的代谢产物也可参与调节肥胖，可以通过参与体内碳水化合物、胆汁酸、胆碱等的代谢过程，产生小分子化学物质，与人体的组织器官相互作用，形成肠道菌群－肠－靶器官轴，介导肥胖症的发生发展。肠道微生物菌群失常与消瘦有一定的关系。

第二章 体重管理营养学基础

人体维持生存和正常的生命活动，离不开食物中各种营养素的作用。营养素是指人体为了生存、成长、发育、活动和维持健康，需要从食物中获取的有机和无机的物质，在营养学中的地位至关重要。选择合适的营养素对改善营养问题具有积极正面的作用。人体需要的营养素包括碳水化合物、脂类、蛋白质、矿物质、维生素、水和膳食纤维七类。本章节将从营养学的角度出发，详细介绍这七大营养素的具体内容，用以指导体重管理。

第一节 三大供能营养素

人是自然界中较为复杂的生命个体，为了满足各种生理活动及从事社会劳动的需求，人体需要一定的能量来支撑，而能量来源于食物氧化分解产生的热量。营养素中的碳水化合物、脂类和蛋白质在体内经氧化分解，产生的热量给予人体生命活动所需要的能量，称为"产热营养素"。因这三类营养素需求量多，在进食的食物中所占比重大，故称"宏量营养素"，也称"三大营养素"。

一、碳水化合物

碳水化合物由碳、氢和氧三种元素组成的有机化合物，别名"糖类化合物"，是人体维持生命活动所需能量的主要来源。

（一）碳水化合物的分类

碳水化合物根据分子聚合度不同，可分为糖（如单糖、双糖和糖醇）、寡糖和多糖（如淀粉）三类，见图2-1。

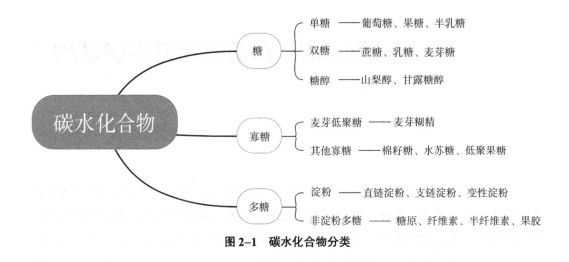

图 2-1　碳水化合物分类

（二）生理功能

1. 提供和储存能量

膳食中的碳水化合物是人类获取能量最主要的来源。虽然碳水化合物每克产生的热量少于脂肪，但可迅速释放热能。肌肉和肝脏中的碳水化合物以糖原的形式储存，肝脏中大约储存了人体内 1/3 的糖原，一旦人体有需要，肝脏中的糖原就分解为葡萄糖给人体提供能量。

2. 构成细胞和器官

从细胞的微观结构来看，细胞膜的构成离不开糖蛋白，结缔组织的形成离不开糖蛋白或蛋白聚糖，人体中所有神经组织中都含有碳水化合物。

3. 节约蛋白质

人体需要的能量，主要由碳水化合物提供。当摄入不足时，人体会通过蛋白质的糖异生作用产生葡萄糖，供给能量，用以满足自身对葡萄糖的需求。因此，摄入足够多的碳水化合物时能预防体内蛋白质消耗。

4. 调节脂肪代谢

当人体内碳水化合物摄入不足时，人体将从脂肪分解获取能量，而脂肪氧化不完全则会产生酮体，积存过多容易引起酮症酸中毒，碳水化合物正是为脂肪代谢的乙酰基提供草酰乙酸，两者结合进入三羧酸循环才可完全氧化，因而脂类的正常代谢过程离不开碳水化合物。

5. 维持大脑正常生理功能

脑糖原是极其重要的大脑活动的物质基础及能量储备。脑组织所需的能量一般都来自碳水化合物的有氧氧化过程，所以脑组织一旦缺氧将造成不可逆损伤甚至脑死亡。由于脑组织的细胞几乎不能贮存糖原，因此脑功能的正常发挥非常依赖血糖水平，若血糖水平过低，易引起抽搐甚至昏迷。

6. 其他生理功能

在体内糖原充足的情况下，肝脏对化学毒物，如酒精、四氯化碳等解毒能力较强，保证人体肝脏解毒功能的正常发挥。同时，糖类参与体内抗体及免疫球蛋白的合成，间接发挥较强的抗感染作用。

（三）碳水化合物缺乏和过量的危害

1. 碳水化合物缺乏的危害

人体内碳水化合物缺乏，通常发生在饥饿、节食、禁食或某些病理状态，某些健身爱好者还会采用低碳水化合物饮食模式。当体内碳水化合物储备耗尽时，人体为了维持稳定的血糖浓度和脑部的供能，会激活糖异生反应，刺激脂肪供能，大量的脂肪酸在供能的同时会产生酮体，容易导致酮症酸中毒。在正常人群中不存在完全缺乏碳水化合物的情况，偶尔出现碳水化合物摄入不足会导致低血糖表现，如眩晕、乏力等。

2. 碳水化合物摄入过量的危害

当碳水化合物摄入过多时，会造成体内热量盈余，造成肥胖；或对血脂产生明显影响，提高患心血管类疾病的危险性；还可引起人体碳水化合物氧化率增加。长期摄入高碳水化合物，对糖尿病发生和发展都会产生不利影响。

（四）碳水化合物的推荐摄入量及膳食来源

碳水化合物提供的能量应占总能量的 50% ～ 65%。《中国居民膳食指南》（2022年）指出：碳水化合物来源应以谷类为主，平均每天应进食谷薯类食物 200 ～ 300g。

二、蛋白质

蛋白质是人体的必需营养素，是组成人体的重要成分之一，人体的所有细胞组织都含有蛋白质。蛋白质既是所有生命的物质基础，也是细胞和组织生长、更新、修复的重要原料。

（一）蛋白质的组成及分类

蛋白质的基本构成单位是氨基酸，含有碳（50% ～ 55%）、氢（6.7% ～ 7.3%）、氧（19% ～ 24%）、氮（13% ～ 19%）及少量的硫（≤ 4%），某些蛋白质还含有少量的磷、铁、碘、锰、硒及锌等其他元素。

蛋白质有多种分类方式（图 2-2）。可根据化学组成的复杂程度，分为单纯蛋白质和结合蛋白质；还可根据蛋白质形状，分为纤维蛋白质和球状蛋白质；还可根据营养价值，分为完全蛋白质、半完全蛋白质和不完全蛋白质 3 类。这里主要介绍按营养价值分类法。

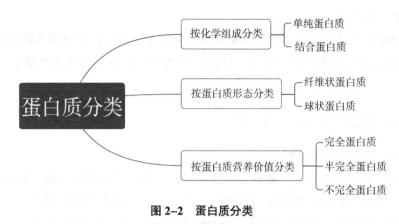

图 2-2　蛋白质分类

食物蛋白质的营养价值取决于所含氨基酸的种类和数量，可以根据食物蛋白质的氨基酸组成，将其分为完全蛋白质、半完全蛋白质和不完全蛋白质 3 类。

1. 完全蛋白质

完全蛋白质指所含必需氨基酸种类齐全、数量充足、比例适当的蛋白质。它不仅可以维持成年人的健康，而且可以促进儿童生长发育，如大豆中的大豆蛋白，蛋类中的卵白蛋白，玉米中的谷蛋白，乳类中的酪蛋白、卵磷蛋白，肉类中的白蛋白、肌蛋白等。

2. 半完全蛋白质

半完全蛋白质指所含必需氨基酸种类齐全，但有的数量不足、比例不适当的蛋白质，在生理功能上不及完全蛋白质，它可以维持生命，但不能促进人体生长发育，如小麦中的麦胶蛋白等。

3. 不完全蛋白质

不完全蛋白质指所含必需氨基酸种类不全的蛋白质。在 3 类蛋白质中不完全蛋白质的生理功能最弱，既不能维持生命，也不能促进生长发育，如豌豆中的豆球蛋白、玉米中的玉米胶蛋白、动物结缔组织和肉皮中的胶原蛋白等。

（二）生理功能

1. 构成和修复组织器官

蛋白质是生命的物质基础，人体各组织、器官都含有蛋白质，如肌肉组织和骨骼、心、肾、肝等。细胞中除水分外，蛋白质约占细胞内物质的 80%。蛋白质是构成人体组织和器官的基础。在组成细胞和组织的同时，也在人体受伤后修复细胞和组织。人体内各种组织细胞的蛋白质始终在不断更新。人体的生长、发育本质上就是体内蛋白质不断累积、更新换代的过程，尤其是对于正值生长发育期的婴幼儿及青少年。例如，人体肝中大部分蛋白质的半衰期为 1 ～ 8 天，血浆中的蛋白质半衰期约为 10 天，肌肉蛋白的半衰期为 180 天。

2. 供给能量

供给能量是蛋白质的次要功能。虽然蛋白质在人体内被氧化分解的同时释放能量，但是供给能量并不是蛋白质主要的生理功能，这种功能可以由碳水化合物、脂肪所代替，只有当人体能量供应严重不足时，特别是碳水化合物严重不足时，蛋白质才会被代谢分解，释放能量。1g 蛋白质在体内被氧化分解后，供给人体 16.7kJ（4kcal）能量。当蛋白质摄入过多时，人体不能完全储存，多余的蛋白质就会发生氧化分解产生能量。

3. 调节渗透压

血浆中的胶体渗透压的维持依赖于白蛋白及球蛋白、纤维蛋白原的功能。蛋白质与电解质的浓度、总量是维持血液与组织液的重要基础。如果人体饮食中长期摄入过少蛋白质，就会导致血浆胶体渗透压无法维持正常水平，从而血浆中的水分进入人体组织间隙，最终形成水肿。

4. 其他生理功能

某些蛋白质具有特殊的生理功能，保证人体生命活动能够有条不紊地进行。比如血红蛋白可以运输血液中氧气；凝血因子和血液中的其他蛋白参与凝血过程；肌动蛋白和肌球蛋白能引起肌肉收缩；酶、胰岛素等参与体内物质代谢与调节过程；血浆中的补体、免疫球蛋白能保护人体，选择性地与抗原结合，从而清除异物。

（三）蛋白质缺乏和过量的危害

蛋白质是人体必需的营养素，无论是缺乏和过量都会对人体产生影响。

1. 蛋白质缺乏的危害

蛋白质缺乏往往伴随能量缺乏，导致蛋白质 – 能量营养不良（protein-energy malnutrition，PEM）。PEM 是一种因蛋白质和能量长期摄入不足导致的营养缺乏病。因食物缺乏引起的称为原发性 PEM；因某些疾病造成食物消化、摄入或利用困难引起的称为继发性 PEM。由于儿童处于生长发育阶段，对于蛋白质、能量的不足更加敏感，因此儿童更容易发生 PEM。

轻、中度 PEM 主要临床表现为体重丢失、皮下脂肪组织减少较为明显。慢性 PEM 可以导致儿童身材矮小、发育不良。非特异性表现有表情淡漠、容易腹泻、容易感染。成年人主要表现为身体组成的改变，男女体质分别降低 12% 和 20%。

重度 PEM 分为干瘦型和浮肿型，见图 2–3。

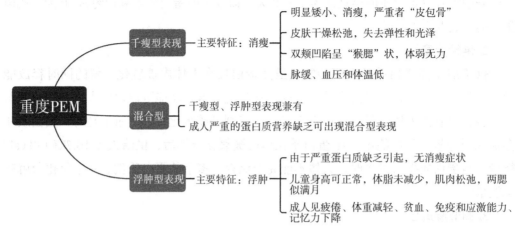

图 2-3 重度 PEM 分类

2. 蛋白质过量的影响

蛋白质摄入过量对人体的影响一直存在争议。目前国内外学者对蛋白质摄入过量对人体的影响主要有以下几个方面。

（1）骨骼与肌肉健康 高蛋白饮食会导致尿钙排泄增加，在一定程度上会影响骨骼健康。

（2）肾功能和肾结石 患有肾病的患者摄入高蛋白质会导致肾功能恶化。研究发现，提高膳食中动物性蛋白的摄入会增加尿中钙和草酸盐含量，使肾结石（主要为草酸钙）的发病风险增加。

（3）心血管疾病风险 蛋白质摄入和心血管疾病关系很复杂。研究表明，增加蛋白质摄入会影响血压，但是当前并没有蛋白质过量摄入对心血管疾病的确凿证据。

鉴于目前蛋白质摄入过量对人体健康影响的研究结论不一致，对于健康成年人而言，每日摄入两倍推荐蛋白质摄入量是一个较安全的上限，但不建议人们长期摄入过高的蛋白质。

（五）蛋白质的推荐摄入量及膳食来源

蛋白质并非供能的主要物质，一般情况下，它氧化分解后所提供的能量应占每日所需总能量的 10% ～ 15%。一名成年人为维持身体的正常功能，其摄取蛋白质应按照每天 0.8 ～ 1.0g/kg 的标准执行。根据《中国居民膳食营养素参考摄入量》指示：成年人蛋白质每日推荐摄入量男性为 65g/d、女性为 55g/d。

根据膳食中蛋白质的来源不同，可分为动物性蛋白质和植物性蛋白质两大类。动物性蛋白质中，蛋类含蛋白质 11% ～ 14%，是优质蛋白质的重要来源；奶类（牛奶）一般含蛋白质 3% ～ 5%，是动物蛋白质的最佳来源；肉类包括畜、禽和鱼的肌肉，新鲜肌肉含蛋白质 15% ～ 22%。植物性蛋白质中，谷类含蛋白质 8%，作为膳食中的主食，谷类依然占据了膳食蛋白质的主导地位；植物性蛋白质中，以豆类含量最高，其中大豆含蛋白质高达 36% ～ 40%，可谓优质植物蛋白质的来源。为改善膳食蛋白质质量，在膳食中应保证有一定数量的优质蛋白质。在膳食上为了保证人体摄取蛋白质的质量，推荐所摄取的动物性蛋白质和大豆蛋白质，占膳食蛋白质总量的 30% ～ 50%。

三、脂类

脂类是人体中产生能量最高的一种营养素，每克脂肪可以产生高达 9kcal 的能量。一般情况下，人体所消耗能量的 20% ～ 30% 来自体内的脂肪，其中包括从食物中摄取的碳水化合物所转化成的脂肪。在短期糖类摄取不足的情形下，脂类就成了体内最主要的供能营养素。

（一）组成及分类

脂类在化学范畴上看，是由碳、氢、氧元素构成的元素和碳水化合物类似的化合物，区别在于脂类的含氧量远远低于碳水化合物，因而脂类的代谢比起碳水化合物需要更多的氧，也能产生更多的能量。因此在缺氧条件下，脂类是无法供给能量的。

脂肪、油和类脂总称为脂类。食品中的油脂主要是油和脂肪，一般在常温下为液态的统称为油，主要是含不饱和甘油酸的甘油三酯；而在常温下为固体的统称为脂肪，主要是含饱和脂肪酸的甘油三酯，两者并无本质区别。脂肪酸是构成甘油三酯的基本单位。根据脂肪酸碳链长度、脂肪酸饱和程度、不饱和脂肪酸第一个双键的位置、脂肪酸空间结构，可有不同的分类。按脂肪酸空间结构可分为顺式脂肪酸、反式脂肪酸。研究表明，反式脂肪酸可以使血清低密度脂蛋白胆固醇（LDL–C）升高，而使高密度脂蛋白胆固醇（HDL–C）降低，因此有增加心血管疾病的危险性。我国食品安全国家标准《预包装食品营养标签通则》（2013 年）明确规定：食品中若含有反式脂肪酸，必须在食品营养标签中明确标示，并指出每天摄入的反式脂肪酸不应超过 22g，应少于每日总能量的 1%。类脂主要有磷脂、糖脂、类固醇等。

（二）脂类的生理功能

1. 提供和储存能量

脂肪是人体储存能量和供给能量的重要来源，是食物中能量密度最高的营养素。当人体摄入过多的能量而不能被吸收利用时，就会转变成为脂肪储存在体内，在需要时，储存的脂肪就会用于能量供应。

2. 构成细胞和组织

脂类是构成人体细胞和组织的重要成分。磷脂如甘油磷脂是构成细胞膜的重要成分。此外，糖脂和胆固醇等脂类也是构成生物膜重要的参与物质。人体内脑神经、肾脏、血浆等组织中也含有大量的脂类，构成生物膜也必须有磷脂、糖脂、胆固醇等脂类的参与。

3. 促进脂溶性维生素吸收

脂肪是脂溶性维生素 A、D、E、K 的溶媒，可促进它们的吸收。

4. 维持体温、与保护脏器

脂肪是热的不良导体，在皮下能阻止体表温度散失，有助于人体御寒。脂肪还可以作为体内的填充和衬垫，在内脏器周围的脂肪，可以缓解机械冲击、固定和保护器官，而手掌、足底等的脂肪则可以使人体更好的承受压力。

5. 增加饱腹感

脂肪在胃内停留时间较长约 3.5 小时，使人不易感到饥饿。在膳食中添加适量的油脂，如炒菜的时候加少许油，就可增强低热量饮食的饱腹感。

6. 改善膳食感官性状

油多的食物可使食物香气扑鼻，增强食物吸引力，油炸食物在人体消化道内停留的时间较长时，则不易饥饿。但是过量食用油腻食物会导致消化困难，长期过量食用则会导致肥胖、高脂血症和冠心病等。

7. 其他生理功能

提供人体必需的脂肪酸，促进人体发育，保护血管和皮肤健康，参与促成前列腺素和精子的合成，促进胆固醇的代谢，降低冠心病风险等。

（三）脂类缺乏和过量的危害

脂类摄入缺乏和过量与许多疾病的发生密切相关。脂类长期摄入缺乏，会导致必需脂肪酸的缺乏，导致发育不良、生殖功能丧失等。脂类摄入过多，可导致肥胖、心血管疾病等。

1. 脂类缺乏的危害

人体内脑神经、肾脏、血浆等组织中也含有大量的脂类，若脂类摄入长期缺乏，会影响大脑的发育，导致营养不良、生长迟缓和各种脂溶性维生素缺乏症，还会导致必需脂肪酸缺乏，从而导致生长发育停滞、中枢神经系统功能异常、生殖功能丧失、眼及视网膜病变、肾衰竭和血小板功能异常。

2. 脂类过量的危害

甘油三酯在脂肪组织内积累过多会导致肥胖。引起肥胖的原因很多，最主要的原因是摄入能量超过了消耗所需的能量，多余的能量即转化为脂肪储存在体内。脂肪摄入量过高，特别是饱和脂肪酸摄入量过高，会导致血胆固醇、LDL-C 和甘油三酯升高。

（四）脂类的推荐摄入量及膳食来源

膳食中脂类的需求量容易受饮食习惯、季节及气候的影响，其变动范围也相对较大。一般而言，普通成年人每日 50g 的脂类摄取即可满足人体的生命需要，以占每日总热能的 20% ～ 30%，其中饱和脂肪酸不超过 10%，单不饱和脂肪酸约 10%，多不饱和脂肪酸约 10%，多不饱和脂肪酸根据第一个不饱和键位置的不同，可分 n–6（如豆油、玉米油等）、n–3（如鱼油等）两大类。

第二节　微量营养素

微量营养素即矿物质和维生素，是人体需要较少的营养素。微量营养素是生物体在整个生命中不同数量来协调一系列生理功能的必需元素。生物体对微量营养素的需求不同，如人类和其他动物需要大量的维生素和饮食矿物质，而植物则需要特定的矿物质。

一、矿物质

人体内的元素和地球表层所含元素组成几乎一样，几乎含有自然界所有的元素。除碳、氢、氧和氮是主要构成人体所需三大营养素及其他有机化合物外，在人体内的其他元素统称为矿物质。矿物质在人体内的总量极低，也无法提供热能，但是它们在人体组织中具有重要的作用，人体不能自行合成，必须从外界环境摄取。

（一）组成及分类

根据在人体中含量和需求量多少，一般将矿物质分为常量元素和微量元素。含量较多的常量元素有钙、镁、钾、钠、磷、硫、氯。含量较少的微量元素，包括铁、碘、铜、锌、锰、钴、钼、硒、铬、镍、锡、氟、硅、钒。

微量元素中，属于人体不可或缺的元素有铁、碘、锌、硒、铜、铬、钼、钴，共八种。而锰、硅、镍、硼、钒属于可能必需微量元素；氟、铅、镉、汞、砷、铝、锡和锂为具有潜在毒性，且低剂量可能具有功能作用的微量元素。

（二）生理功能

1. 构成人体组织

骨和牙齿中钙、镁、磷是重要组成部分，组织蛋白的构成也少不了磷和硫。

2. 维持渗透压

与蛋白质一起维持组织细胞渗透压，从而在维护体循环容量和水潴留中功能中发挥重要作用，如钠、钾等。

3. 维持酸碱平衡

常量和微量元素的每日膳食推荐量表如下（表 2-1）。

表 2-1　常量和微量元素的每日膳食推荐量表

年龄（岁）	钙 AI（mg）	钾 AI（mg）	镁 AI（mg）	铁 AI（mg） 男	铁 AI（mg） 女	碘 RNI（ug）	锌 RNI（mg） 男	锌 RNI（mg） 女	硒 RNI（ug）
0 ～	200（AI）	350	20（AI）	0.3（AI）		85（AI）	2.0（AI）		15（AI）
0.5 ～	250（AI）	350	65（AI）	10		115（AI）	3.5		20（AI）
1 ～	600	900	140	9		90	4		25
4 ～	800	1200	160	10		90	5.5		30
7 ～	1000	1500	220	13		90	7		40
11 ～	1200	1900	300	15	18	110	10.0	9.0	55
14 ～	1000	2200	320	16	18	120	11.5	8.5	60
18 ～	800	2000	330	12	20	120	12.5	7.5	60
50 ～	1000	2000	330	12		120	12.5	7.5	60
65 ～	1000	2000	320	12		120	12.5	7.5	60
80 ～	1000	2000	310	12		120	12.5	7.5	60

注：RNI 为推荐摄入量，AI 为适宜摄入量。

酸性和碱性无机离子的恰当比例、重碳酸盐和蛋白质的缓冲作用，共同维持了人体的酸碱平衡。

4. 其他生理作用

参与酶及酶的激活剂构成。微量元素参与特殊功能的重要物质（酶）的构成，如碘在甲状腺激素中，铁在血红蛋白中，硒在谷胱甘肽过氧化酶中的作用等。而激活酶也需要矿物质，如唾液淀粉酶和胃液中的胃蛋白原就需要盐酸和氯参与激活从而消化分解食物。矿物质还具有维持神经肌肉兴奋性的重要作用，特别是钙、钾、钠、镁，它们是维持神经肌肉兴奋性和细胞膜通透性的必要条件。

（三）矿物质的推荐摄入量及膳食来源

因人体无法自身合成矿物质，均需从外界摄取，来源主要是食物、水及食盐。不同矿物质在不同食物中的含量迥异，如钙主要来源于奶类制品和绿叶类蔬菜；镁主要从坚果、大豆中摄取；钠、氯主要来自食用盐；钾主要从豆类、五谷和香蕉中获取。矿物质的吸收受多种因素影响，根据不同地区的饮食习惯，其摄取也有一定的偏性。矿物质摄取不足及过多都会对人体造成不良的影响甚至可危及生命。例如，人体内血钾获取过多的时候形成了高钾血症，经常表现为心跳迟缓、精神倦怠等，严重时会导致人心脏骤停致死。故经现代研究后，对中国居民的膳食摄取量做出了相应推荐。

二、维生素

维生素在维护人体健康中发挥着不可忽视的作用，尽管维生素在体内既非构成组织的原料，也不能供给能量，但是作为调节物质在物质代谢中发挥着至关重要的作用。与矿物质一样，维生素不能由人体自己合成，必须从外界获取。根据维生素的化学结构不同，其生理功能也不同。

（一）组成及分类

维生素主要由碳、氢、氧元素及部分有硫、氮、钴元素等构成的一类化合物。维生素的种类很多，而且化学结构殊异，目前一般仍按溶解性质将其归类为脂溶性维生素和水溶性维生素。

1. 脂溶性维生素

脂溶性维生素主要有维生素 A、维生素 D（钙化醇、抗佝偻病维生素）维生素 E（生育酚、抗不育维生素）、维生素 K（凝血维生素）。

2. 水溶性维生素

水溶性维生素主要有 B 族维生素和维生素 C。B 族中主要有维生素 B_1（硫胺素、抗脚气病维生素）、维生素 B_2（核黄素）、维生素 PP（烟酸或烟酸、抗癞皮病维生素）、维生素 B_6（吡哆醇、抗皮炎维生素）、泛酸（遍多酸）、生物素、叶酸、维生素 B_{12}（钴胺素、抗恶性贫血维生素）。

（二）生理功能

1. 构成细胞和组织

不同维生素参与人体不同部位的构成，如维生素 A 主要参与黏膜细胞中蛋白的生物合成，维持黏膜的正常结构，抑制肿瘤细胞的生长和 DNA 的合成；维生素 B_{12} 及叶酸在体内主要参与神经递质和核酸的合成，促进红细胞的成熟。

2. 调节人体正常代谢

人体内各种生化反应均需要酶的参与，激活酶则需要辅酶，而维生素正是酶的辅酶或者是辅酶的组成部分。如泛酸就是辅酶 A 和激活剂的关键成分，参与体内许多重要的新陈代谢；维生素 B_1 在体内主要参与糖和部分氨基酸的代谢；维生素 B_2 在体内主要是直接参与氧化还原反应，在体内铁的吸收、贮存和动员中发挥作用；维生素 B_6 在体内主要参与酶系代谢，维持正常三大营养素的新陈代谢；维生素 PP 在体内除参与胆大营养素的新陈代谢外，还可参与 DNA 的合成，使体内胆固醇水平降低。

3. 其他生理作用

维生素 A 有维护夜视的功能；维生素 D 维持血钙平衡；维生素 E、维生素 C 在保持细胞免受氧化损伤；维生素 K 与凝血功能息息相关，在体内参与肝脏合成凝血因子。

（三）维生素的推荐摄入量及膳食来源

因维生素无法通过人体合成或者合成量不足，尽管需求量少，也必须从饮食中摄取。人体所需的大部分维生素均可以通过谷类、豆类、坚果类、油料类、蔬菜水果类、肉类、鱼类、奶和奶制品、蛋和蛋制品获取。一般而言，为维持身体健康，普通成年人只要平衡饮食，适量运动，接受正常日光，就不需要从保健品或药品中获取额外的维生素。特殊人群则需要视情况补充适当的维生素，如孕妇需要补充 400μg 的叶酸以维持胎儿的神经管发育，避免胎儿发生神经管畸形。

总而言之，人们通过药品补充维生素需要经过医师的指导，注意避免过量补充维生素带来的身体损伤。根据《中国居民膳食营养素参考摄入量》（2013 年）：维生素的推荐摄入量见表 2-2。

表 2-2　脂溶性和水溶性维生素的每日膳食推荐量

年龄（岁）	维生素 A RNI（μg）RE		维生素 B$_1$ RNI（mg）		维生素 B$_2$ RNI（mg）		维生素 B$_6$ RNI（mg）	维生素 B$_{12}$ RNI（mg）	维生素 C RNI（mg）	维生素 D RNI（ug）	维生素 E AI（mg）α-TE*
	男	女	男	女	男	女					
0～	300（AI）		0.1（AI）		0.4（AI）		0.2（AI）	0.3（AI）	40（AI）	10（AI）	3
0.5～	350（AI）		0.3（AI）		0.5（AI）		0.4（AI）	0.6（AI）	40（AI）	10（AI）	4
1～	310		0.6		0.6		0.6	1.0	40	10	6
4～	360		0.8		0.7		0.7	1.2	50	10	7
7～	500		1.0		1.0		1.0	1.6	65	10	9
11～	670	630	1.3	1.1	1.3	1.1	1.3	2.1	90	10	13
14～	820	630	1.6	1.3	1.5	1.3	1.4	2.4	100	10	14
18～	800	700	1.4	1.2	1.4	1.2	1.4	2.4	100	10	14
50～	800	700	1.4	1.2	1.4	1.2	1.6	2.4	100	10	14
65～	800	700	1.4	1.2	1.4	1.2	1.6	2.4	100	15	14
80～	800	700	1.4	1.2	1.4	1.2	1.6	2.4	100	15	14

注：α-TE* 为 α-生育酚当量，RNI 为推荐摄入量，AI 为适宜摄入量。

第三节 水和膳食纤维

水是生命之源，也是人体最重要的组成，且还有极其重要的生理作用。膳食纤维是在植物体中，并不能被人体消化吸收，却依然表现出健康效应的一类碳水化合物，统称为膳食纤维。水和膳食纤维也是七大营养素中必不可少的成分。

一、水

地球上有不需要氧气或阳光的生物，但是没有不需要水的生物。对于人体，除氧气外，水比食物更重要。就成年人体内含水量而言，男性约为体重的59%，女性约为体重的50%。没有水，一切生命将会终止。

（一）水的结构和物理性质

水是一种最普通又最简单的物质，以气态、液态、固态的形式存在，水分子是由两个氢原子与一个氧原子以单键结合而成，因为电荷的分布，致使水分子具有明显的极性，游离的相邻水分子因电性吸引能形成几十个水分子的结合体，水具有以下的物理性质。

1. 水的三态变化

水的冰点为0℃，沸点为100℃，在常温下为液体。

2. 热容量最大

在所有液体和固体物质中，水具有最大的比热值。

3. 溶解及反应能力极强

水作为一种溶剂，具有其他物质都不能与之相比的溶解。

4. 界面特性突出

在所有常温下的液体中。除汞以外，水具有最大的表面张力。水的各种界面特性如润湿、吸附等都很突出，这在人体生命活动中起着显著作用。

5. 有机物和生命物质中氢元素的来源

生物从水分解中取得氢元素，消耗的能量最少。没有水，就没有现在的生命。

6. 独特的机械功能

水的分子团的大小与水的温度、离子浓度及变化过程有关，电场、磁场、声波、红外线等都可对分子团的结构变化造成影响。用以上办法改变水的结构比较容易，能量消耗极小，给水分子团的结构改造带来无限可能。实验证明，改变水的结构时对生物和生理反应有很大的影响，食品的发酵、成熟、风味也与水的结构有密切的关系。

（二）生理功能

水是生命之源，能维持人的生命，为生命提供活力。水还具有维持人体健康的医疗功能以及给人体提供营养的功能，主要通过以下方面体现。

1. 人体的主要构成部分

构建人体内的水分称为体液，是由一定比例的水和溶解于其中的多种元素和电解质共同组成。体液在人体内分为细胞内液和细胞外液，大多数细胞内液都占细胞总重量的 80% 以上；同时每个细胞又被细胞外液所包围，因此细胞生存离不开水。

2. 参与人体新陈代谢

水是一种良好的溶剂，人体所需的多种营养物质和代谢产物都溶于水，而不溶于水的物质，如脂肪和某些蛋白质，也能在适当的条件下分散于水中成为乳浊或胶体溶液。只有溶解或分散于水中的物质，才容易起化学反应，所以说体内的代谢反应都是在水中进行。

3. 各种营养素吸收、运输、利用和排泄的载体

水作为溶剂，可溶解进入身体的大部分物质，在养分运输和废物排泄中扮演重要角色，是人体内物质运输的载体。这里所说的物质包括营养物、无机盐、非营养物、中间代谢产物及最终产物。这些物质都通过溶解在体液中被吸收，再运输至各器官组织，而最终产物仍需溶解后再运输至肾，再从尿液中排出体外。

4. 调节体温

水在温度升高时吸热能大，温度降低时放热也多。水的流动性大，能随血液迅速分布到全身，人体在代谢过程中产生的热，可以通过血液送到体表散发到环境中，使全身各部分保持均衡的温度。水对调节人体的温度稳定起着很大的作用。

5. 润滑作用

水是缓解体内摩擦的润滑剂，体内的关节、韧带、肌肉、浆膜等的润滑液体都是水溶液。水的黏度小，可使摩擦面滑润，因此它在人体内还起着润滑作用，可减少体内脏器的摩擦，防止损伤，并可使器官运动灵活。

6. 预防多种疾病

（1）饮用充足的水，能润滑肠道，从而防止便秘及由便秘引起的诸多疾病，如中枢神经系统相关疾病和肛肠疾病等。

（2）充足的饮水能保证一定的尿量来稀释和排泄代谢物，防止产生尿路结石。

（3）饮水充足可降低血液黏稠度，防止血栓形成，减少心脑血管疾病的发生。

（三）水的推荐摄入量

水的需求量受年龄、活动量、温度、膳食、疾病等的影响而有较大差异，应保证足量饮水，在温和气候条件下生活的轻体力活动的成年人每日最少饮水 7 ～ 8 杯（1500 ～ 1700mL），提倡饮用白开水和茶水，不喝或少喝含糖饮料。

二、膳食纤维

膳食纤维是植物无法被人体消化的一类碳水化合物。在早期研究中，科学家将膳食纤维称为粗纤维，并认为粗纤维是食物中的非营养成分，同时会影响人体对一些营养素的吸收。膳食纤维现在被定义为第七类营养素，并已被证实具有对健康有益的生理效益。

（一）膳食纤维的组成及分类

膳食纤维多为碳水化合物，为食物可食用的一部分，包括作为细胞壁构成物的纤维素、半纤维素、果胶质及甲壳质等。

1. 纤维素

构成植物细胞壁的主要成分，是葡萄糖分子以 β-1,4 糖苷键连接的直链状多糖，不溶于水。

2. 半纤维素

半纤维素是指构成植物细胞壁的多糖类中，除外纤维素与果胶的成分，作为细胞壁纤维素的包裹层而存在，对维持细胞壁构造发挥着作用。构成半纤维素糖的种类很多，有木糖、甘露聚糖、半乳聚糖等。

3. 果胶质（非水溶性）

细胞壁上的非水溶性果胶质作为纤维素包层而存在。D- 半乳糖醛酸，以多链状结合的半乳糖醛作为主要成分。细胞壁中的果胶质以钙盐和镁盐的形式存在，不溶于水。

4. 木质素

木质素是加固细胞壁的高分子化合物，也称木素，是芳香族碳氢聚合物。天然的木质素可与纤维素及其他碳水化合物结合在一起，不溶于强酸或碱。

5. 甲壳质

甲壳类的虾、蟹的表皮中富含的多糖类如—多聚乙酰氨基葡萄糖，不溶于水。甲壳质属动物性食品中含有的食物纤维类成分。

（二）生理功能

膳食纤维虽然一般不能被人体吸收利用，但对人体健康十分有利。

1. 减少便秘，预防肠癌

膳食纤维具有亲水性、膨胀和润滑作用，而且还会像海绵体一样吸收水分而膨胀，如强果胶含量较多的胡萝卜或苹果中含有的纤维，蕴含着其自身重量约 30 倍的水分。

膳食纤维可以直接成为肠内有益细菌繁殖的饵食，增加排便量，而且有利于肠内益生菌的增殖，抑制肠道内厌氧菌生长，减少胆酸等致癌物。同时，帮助粪便快速排出，减少肠内压力和致癌物与肠道黏膜的接触。

2. 降低血脂，预防胆石症、心血管病的发生率

部分食物中含有胆固醇，如果被肠道吸收，血液中的胆固醇就会增加，成为诱发动脉硬化的原因。食物纤维可明显降低胆汁、血清中的胆固醇，因此能降低血脂，防治心血管病。同时，可使胆汁胆固醇饱和度下降，有利于防止胆石症的发生。

3. 防止能量过剩及肥胖

富含膳食纤维的食物使人具有饱腹感，食物纤维虽含有水分但渣滓量较大，含有大量纤维的食物在胃里停滞时间长，容易给人带来饱腹感，但很难成为能量源。所以，膳食纤维在一定程度上可以防止能量过剩，有助于减肥。

4. 预防糖尿病

食物纤维的增多，会延长食物在胃内停滞时间，从而推迟小肠部分淀粉的消化吸收，延缓血糖升高速度，减少胰岛素波动，起到预防糖尿病的作用。

（三）膳食纤维的推荐摄入量及膳食来源

《中国居民膳食指南》（2022年）建议每个成年人每日膳食纤维摄入量应保持为25～35g，具体建议每天摄入谷薯类食物250～400g，保证每天摄入300～500g蔬菜，深色蔬菜占50%；水果每天摄入200～350g，果蔬汁不能代替新鲜水果及蔬菜。

第三章　体重管理与健康管理

健康管理是对个体或群体的健康状态及健康危险因素进行全面管理的服务过程。而体重管理则是采用营养干预、心理指导、适宜运动、合理膳食等方式对体重实施全面管理，并对其进行实时监控和调整，从而在保持理想体重的同时，帮助服务对象养成良好的生活习惯，达到减轻健康风险和医疗负担，提高生活质量的目的。可以说，健康管理蕴含体重管理，体重管理是健康管理的重要内容。

第一节　健康管理概述

一、基本概念

健康管理起源于 20 世纪 50 年代的美国，最初是保险行业为降低出险率而提出的一种医疗保健服务，其服务内容较为单一，主要包括健康体检和生活方式指导。发展至今，健康管理内涵不断延伸。目前对健康管理较为公认的理解，是指以现代健康理念，即以生物、心理及社会适应能力为基础，在西医模式及中医思想指导下，应用西医和管理学知识，对个体或群体的健康状态及健康危险因素进行全面监测、分析、评估，对健康危险因素进行干预、管理，并提供连续服务的行为活动及过程。

二、基本原则

健康管理的基本原则包括以下五个方面的内容。

（一）整体原则

人是一个开放的系统，影响健康的因素是多方面的，除来自自身躯体、心理和行为因素外，还包括自然环境和社会环境等，以及内外因素之间的相互影响，这些影响是动态的、实时的。因此健康管理必须有整体观念，有助于全面、客观地反映和认识健康状态与疾病之间的联系。

（二）以人为本

健康管理就是对人的健康进行管理。人是健康管理诸多要素中最重要的，应当充分重视人的健康需求，培养人正确的健康理念，充分调动人的积极性、主动性、创造性，发挥各级组织和每个成员在管理中的作用。健康管理项目的实施，在设计、实施和评价健康管理项目时，要综合考虑个人或群体的实际健康情况、经济状况及生活状态等，制订适宜的健康管理策略，保证个人健康管理的有效性和持续性，并从多维角度进行效果评价。

（三）有效原则

健康管理就是要在有限的健康资源、经费和条件下，通过周密的计划，精心地组织与实施，认真细致地工作，在维护、巩固、增进群体和个体健康上取得最好的效果。在健康管理过程中，还要求收集和反馈的信息是有效的，才能保证管理的准确性。

（四）全程管理

全程健康管理是一种促进人体身心健康的医学新模式，强调对人们在健康方面涉及的日常事情进行全面的管理，并借此让每个人成为自己的医生，自己把握自己的健康，而不再全由医生说了算。全程健康管理包括全面性和连续性，这就决定了全程健康管理具有明显的普遍性、可操作性和经济实惠性。

（五）协同合作

健康管理是一项巨大、复杂的社会系统工程，需要全社会各界、各系统共同参与和协作，保证人力、财力、物力和信息交流通畅，才能取得最大社会效益，达到维护、增强人群和个体健康的目的，这就是"大健康观"在健康管理上的具体体现。

三、目标与任务

健康管理的宏观目标是调动个体、群体及整个社会的积极性，最大限度地利用有限的资源来达到最大的健康效应。健康管理的微观目标是提高个体或群体的健康意识，促进其学习与掌握健康管理知识和技能，使个体或群体最终实现自我管理，降低疾病危险因素，避免或延缓疾病的发生、发展，减少医疗保健费用，提升健康水平。

健康管理的任务是针对健康需求，对健康资源进行组织、指挥、协调和控制，即对个体和群体健康进行全面监测、分析、提供健康咨询和指导及对健康危险因素进行干预的过程。健康需求可以是针对一种危险因素（如超重），也可以是针对一种疾病状态（如 2 型糖尿病）。健康管理的手段可以是对健康危险因素进行分析，对健康风险进行量化评估，也可以是对干预过程进行监督指导。需要明确的是，健康管理一般不涉及疾病的诊断和治疗过程，疾病的诊断和治疗属于临床医学，不属于健康管理的范畴。

四、基本步骤

健康管理的基本步骤包括健康信息采集、健康与疾病风险评估、健康干预和健康随访四个方面。

（一）健康信息采集

健康信息采集，即了解健康状况、发现健康危险因素的过程。通过问卷调查或健康体检采集健康信息，了解和掌握个体的健康及生活方式相关的信息，开展健康状况检测和信息收集，从而为制订健康管理计划、实施有效的健康维护做准备。健康信息采集的主要内容包括个人一般情况（性别、年龄等），目前健康状况和疾病家族史、生活方式（膳食、体力活动、吸烟、饮酒等），体格检查（身高、体重、血压等），实验室检查（血脂、血糖、血常规、尿常规等）等。

（二）健康与疾病风险评估

健康与疾病风险评估，即认识健康危险因素的过程。当完成个人健康信息收集后，结合现代生物医学、心理学、社会学和管理学等学科的成果基础，采用统计学、数学模型、现代信息技术等手段，对个体的健康信息（包括个体健康史既往史、家族史、生活方式，心理情况及各项身体检查指标）进行系统、综合、连续的科学分析，对个人的健康状况及未来患病或死亡的危险性用数学模型进行量化评估。患病危险性的评估，也被称为疾病预测，其特征是估计具有一定健康特征的个人在一定时间内发生某种健康状况或疾病的可能性。通过分析计算，得出评价报告，对个人的健康现状及发展趋势做出预测，以达到健康警示的作用。健康管理者及个人能够清楚地了解个人健康状况，为干预管理和干预效果的评价提供依据，这是健康管理过程中关键的专业技术部分。健康与疾病风险评估内容主要包括身体状况评估、生理社会状态评估、检查结果数据评估、营养运动状况评估、健康素质能力评估、健康走向与疾病风险评估、遗传因素与环境评估等。根据风险评估的结果，将服务对象分为高危、中危和低危人群，分别制订不同的健康改善方案，并对其效果进行评估。

（三）健康干预

健康干预，即解决健康危险因素的过程。在前两个内容的基础上，以多种形式帮助个人采取行动，纠正不良的生活方式和习惯，控制健康危险因素，实现个人健康管理计划的目标。健康干预是健康管理最实质性、最重要的一个环节，也是整个健康管理过程的核心。健康干预与一般的健康教育和健康促进的不同之处在于：健康管理中的健康干预是个性化的，是根据个体的健康危险因素，由健康管理师进行个体指导，设定个体目标，动态追踪效果，通过个体健康管理日记、参与专项健康维护课程及跟踪随访措施来达到改善健康的效果。例如，一位糖尿病高危个体，除血糖偏高外，还有超重和吸烟等危险因素。因此，除控制血糖外，健康管理师还需指导个体通过膳食与运动等方式减轻体重和戒烟等相关多种危险因素的控制。具体方式包括个人健康咨询、个人健康管理后续服务、专项健康与疾病管理服务。

（四）健康随访

健康随访是属于健康管理的后续服务，是通过互联网查询个人健康信息和接受健康指导，定期寄送健康管理通讯和健康提示，以及提供个性化的健康改善行动计划。监督随访是后续服务的一个常用手段，随访的主要内容是检查健康管理计划的实施状况，并检查和测量主要危险因素的变化情况。健康教育也是后续服务的一种，即通过有计划、有组织、有系统的社会教育活动，使人们自觉地采纳有益于健康的行为和生活方式，消除或减轻影响健康的危险因素，预防疾病，促进健康，提高生活质量。

健康管理的这四个内容是一个总的原则，在具体的健康管理实践过程中，应综合不同的危险因素和差异，制订个体化的健康管理方案，并积极地采用现代信息管理技术等多种管理手段以达到全过程的、细致化的健康干预。需要强调的是，健康管理是一个长期、连续的过程，即在实施健康干预措施一定时间后，需要评估效果、调整计划和干预措施。只有周而复始、长期坚持，才能达到健康管理的预期效果。

第二节　健康管理指导下体重管理的应用

体重管理是健康管理的一个重要领域。在健康管理理论指导下的体重管理，是以提升管理对象的健康水平为目标，综合生理、心理、社会等影响因素和营养、运动、生活方式等管理要素，制订个体化体重管理方案，并使用现代信息技术实时跟踪和管理的新型体重管理服务。其摒弃了传统片面、单点的观念和制法，旨在以"体重"为抓手，通过体重管理实现服务对象整体健康素养的全面提升，增强人体脏腑功能与免疫力，由此实现全生命周期的体重管控。

与传统的体重管控方法相比，现代中医体重管理具有明显的优势。在服务目标上，中医体重管理强调从根源上改变体质，预防疾病；在管理流程上，中医体重管理强调信息采集、健康评估、体重管理及定期随访四大流程；在干预方法上，中医体重管理注重饮食、运动、情志、起居、环境及中医特色干预方法等整体干预手段；在服务结果上，中医体重管理旨在养成健康的生活方式，实现全人、全程、全周期的健康提升。

总而言之，以体重管理作为健康管理服务有效落地的重要着力点，将健康管理的流程和干预方法融入体重管理之中，是预防和控制各类慢性疾病的发生发展的重要举措，从而提高人民健康水平。

一、体重管理流程

将健康管理服务的流程结合体重管理的特点融会贯通，形成一套集信息采集、健康评估、体重管理及定期随访四大服务为一体的特色体重管理，是有序开展体重管理服务运作和实施的关键所在。

（一）信息采集

体重管理的第一步是进行信息采集。通过健康信息问卷调查与健康体检数据采集的健康相关信息，予以汇总分析，从而为健康评估、体重管理提供依据的方法和过程。体重管理中的信息采集包括但不限于以下几个方面的内容。

1. 基本情况收集

登记管理对象的姓名、年龄、住址、联系电话等，同时要注意排除继发性肥胖者，如应排除由下丘脑－垂体的炎症、肿瘤、创伤、消化道炎症、库欣综合征、甲状腺功能减退症及性腺功能减退症等疾病引起的继发性肥胖。对于排除的继发性肥胖人群，建议转往相关医院专科治疗。

2. 填写调查问卷表

采用问卷表的形式，询问管理对象的一般情况、既往史、现病史、生活方式、膳食摄取情况、运动情况（频率、运动类型、持续时间）及对于膳食运动的认知状况。

3. 一般身休状况检查

身高、体重、体重指数、血压、腰围、腰臀比等。

4. 实验室检查

一般指标包括血脂、血糖、血尿酸、肝功能、肾功能等。如果合并有高血压、糖尿病等慢性基础性疾病，还需要在专业医生的指导下完善相关实验室检查。

5. 其他

除以上两方面常规信息采集外，生活方式问卷量表、望闻问切信息、中医体质辨识、体脂率、人体成分分析、肺活量测试、台阶试验测试、骨密度测试等也是当前实施"以人为本"个体化体重管理应该关注的内容。

（二）健康评估

在完成信息采集之后，应当进行健康评估以了解体重管理对象的健康状况。体重管理的健康评估特指通过健康检查取得数据，并对涉及体重健康的危险性因素分析，科学评估被管理者的综合体重健康状况的评价报告。健康评估包括健康现状评估（health condition assessment，HCA）和健康风险评估（health risk assessment，HRA）。其中，HCA 主要通过收集个人或群体的健康信息，并根据其进行针对性评价，有定性和定量两种方式来评价目前健康状态；HRA 指基于多学科协作，对某一个体或群体在工作、生活行为方式中存在的各种危险因素进行预判，有多种评估模型，当前被视为增强健康意识及促进行为改变的重要工具。

1. 体重健康现状评价

要判断自己的体重健康状况，需要从三个方面入手，即理想体重、体脂和体型，通常称之为"体重三要素"。

（1）理想体重　理想体重的评价主要以标准体重和体重指数两个方面为依据，具体标准在本书中已有描述，此处不再赘述。

（2）体脂　正常人体脂的含量因年龄和性别的不同而不同。通常情况下，新生儿体脂占体重的 10%；青少年男性体脂占体重的 10% ～ 20%，青少年女性体脂占体重的 15% ～ 25%；成年男性体脂占体重的 25%；女性体脂占体重的 30%。可以发现，体脂含量逐渐增加，而在各个年龄组，女性的体脂含量均高于男性。如果成年男性的体脂超过体重的 25%，成年女性的体脂超过体重的 30%，则通常判定为肥胖人群，需要注意减脂。

（3）体型　主要根据腰围和腰臀比来综合判断。

2. 体重健康风险评估

体重健康风险评估是健康评估的重中之重，目的是帮助个体认识体重健康危险因素，鼓励和帮助人们修正不健康的行为，从而为制订个性化的体重管理提供依据。体重健康风险评估包括三个基本模块：问卷、危险度计算、评估报告。

（1）问卷　问卷是体重健康信息收集的延伸。根据评估重点与目的的不同，所需要的信息会有所差别。一般来说，体重健康风险评估问卷的主要组成内容除在信息采集中收集的基础信息外，还包括以下几个方面的内容。

1）管理对象体重管理所处的行为阶段：根据行为认知学理论，一般将其分为五个阶段：第一阶段指还没有考虑过开始进行体重控制的人群（意图前期）；第二阶段指可能在未来半年内开始进行体重控制的人群（意图期）；第三阶段指正在采取一些措施控制体重，但其时间和频率不够的人群（预备期）；第四阶段指正在进行体重控制，但还没有坚持到半年的人群（行动期）；第五阶段指正在进行科学的体重控制活动，而且已经坚持了半年以上的人群（维持期）。

2）管理对象饮食习惯及膳食状况：根据管理对象填写的调查表，计算日常总热量摄入水平，对照《中国居民膳食宝塔》，找出不良的饮食习惯。

3）管理对象的运动/活动状况：根据管理对象填写的调查表，计算日常运动/活动量及能量消耗水平。

4）管理对象对于体重管理的认知、态度及障碍危害认知：一方面，从危害认知的角度出发，调查管理对象是否认识超重、肥胖对身体的不良影响；是否了解超重、肥胖可能促进多种慢性疾病发生、发展等严重情况的发生；是否认识体重管理对健康产生的益处。另一方面，从管理障碍的角度出发，调查膳食不合理的原因，不愿意运动或者不能坚持规律运动的原因，找出其面临的主要障碍。此外，从生活支持的角度出发，调查其家人、朋友对于体重管理的认识程度，是否支持和鼓励其膳食控制、开展运动，家庭中是否有促进体重管理的激励机制等。

5）体重管理的减重需求：体重变化小于3%称为体重维持，变化大于5%认为具有临床意义。体重管理对象的减重目标可设定为3～6个月内比原有体重减少5%～10%，这将给管理对象的健康带来极大益处，能改善心血管疾病的危险因素。

（2）危险度计算　体重危险度计算目的是使个人理解危险因素的作用，并更好地执行体重控制措施。危险度计算是在信息采集和问卷调查的基础上，得到主管体重的危险因素，并将这些危险因素转换成危险分数，具体的方法主要有两种：第一种是建立在单一危险因素与发病率基础上的单因素加权法；第二方法是建立在多因素梳理分析基础上的多因素模型法。其具体结果的表示方法包括绝对风险度、相对风险度和理想风险度。

（3）评估报告　评估报告包括个体评估报告和群体评估报告。

1）个体报告：主要包括个人健康信息汇总报告、疾病风险评估报告，以及有针对性的健康教育信息：①个人健康信息汇总报告：呈现被评估者的个人健康信息概况，清晰汇总被评估者的主要健康信息（包括个人疾病史、家族史、吸烟、运动情况、饮食情况）及体检指标，并与上次评估的健康信息及体检指标进行对比，作为健康管理师了解被评估者健康状况及变化情况参考依据，但并不能据此进行相关医学诊断。②疾病风险评估报告：是评估报告的主要部分，包括单病种的评估报告。病种主要包括缺血性心血管疾病、高血压、糖尿病、恶性肿瘤等慢性病的风险评估。报告包括可改善的危险因素提示、疾病风险评估结果、危险因素状况三部分内容。③健康促进与指导信息：主要包括健康生活方式（行为习惯）评估结果、危险因素提示信息、个体化膳食处方和运动处方、健康改善指南等。

2）群体报告：主要包括被评群体的人口学特征、患病状况、风险因素总结、建议的干预措施和方法等。群体风险评估报告的内容包括：①人群分层（一般人群、高危人群、疾病人群）比例。②各类疾病（低危、中危、高危）比例。③群体健康促进指南。

（三）膳食状况评估

膳食调查是指被调查对象在一定时间内通过膳食摄取的能量和各种营养素的数量和质量，以此评定该调查对象正常营养需要能得到满足的程度。膳食调查结合人体测量资料分析、临床检查及人体营养水平的生化检验等，可以对被检查个体进行营养状况的综合判定，以及对人群营养问题、改进措施等进行研究分析，常见的方法有膳食回顾法和食物频率法。

1. 膳食回顾法

在询问和咨询中，被调查者的表述不一定全面，且有些被调查者可能不会准确地描述自身的实际饮食方式和生活习惯。膳食回顾法是让被调查对象回顾 1 天或多天的各种食物摄入情况，计算能量和各种营养素摄入量。该方法简单易行，被调查对象不需要具备很高的文化水平。但该方法也有一定局限性，由于调查主要依靠被调查者的记忆能力回忆，因此不适合于年龄在 7 岁以下的儿童与年龄 > 75 岁的老人。调查前最好不要提前通知被调查者要询问食物摄入，可能会因此改变他们本身的膳食摄入习惯。膳食回顾表见表 3-1。

表 3-1　膳食回顾表

餐次	食物名称	原料名称	原料编码	原料重量（g）	进餐地点	备注
早餐						
上午加餐						
中餐						
中午加餐						
晚餐						
晚餐加餐						

注：进餐地点选择家里、单位／学校、饭店及其他；原料编码由调查者填写。

膳食评估主要从六个方面进行。

（1）膳食摄入中所含的五大类食物是否齐全，是否食物种类多样化。

（2）各种食物摄入量是否充足。

（3）三大营养素（蛋白质、脂肪、碳水化合物）的供能比例是否适宜。

（4）三餐能量摄入是否合理，是否按照早餐∶中餐∶晚餐=3∶4∶3的分配原则。

（5）全天能量和营养素摄入是否合适。

（6）优质蛋白质占总蛋白质的比例是否恰当。

2. 食物频率法

食物频率法是估计被调查者在指定一段时间内吃某些食物的频率的一种方法。这种方法以问卷形式进行膳食调查，以调查个体经常性的食物摄入种类，根据每日、每周、每月甚至每年所食各种食物的次数或食物的种类来评价膳食营养状况。在实际应用中，可分为定性、定量和半定量食物频率法。

定性食物频率法调查，主要是指在特定时间内（比如过去的一周，一个月）每种食物所进食的次数，但不收集进食量、份额大小的资料。调查期的长短可从几天、1周、1个月或是3个月到1年以上。被调查者可回答从1周到1年内的各种食物摄入次数，从每月吃1次到每天1次、每周6次或更多。定性食物频率表见表3-2。

表3-2 定性食物频率表

食物名称	进食次数				
	每天	每周	每月	每年	不吃
	选择合适的周期填写进食次数				
大米					
牛奶					
豆腐					
新鲜蔬菜					
维生素					
…					

定量食物频率法，可以得到不同人群食物和营养素的摄入量，同时还可分析膳食因素与疾病的关系。定量方法要求受试者提供所吃食物的数量，通常借助于测量辅助物。采用半定量方法时，研究者常常提供标准（或准确）食份额大小的参考样品，供被调查者在应答时作为估计食物量的参考。如果一个调查是为了了解某些营养素（如钙、维生素A）的摄入量，就要调查富含这种营养素的食物。为了计算这些营养素的摄入量，需要列出含这些营养素丰富的食物，通过估计平均食物份额大小来计算摄入量。定量食物频率表见表3-3。

表 3-3　定量食物频率表

食物名称	是否食用：①否。②是	进食次数				平均每次食用量
		每天	每周	每月	每年	
		选择合适的周期填写进食次数				
大米						
牛奶						
豆腐						
新鲜蔬菜						
维生素						
…						

食物频率法与其他方法相比，对食物份额大小的量化不准确。同时，当前的饮食模式可能影响对过去膳食的回顾，导致偏移，准确性较差。

3. 饮食行为量表

上述两种方法主要用于评估进食的种类、数量，用以评估营养摄入等，可以在一定程度上反映个人的饮食习惯，但并不能反映异常饮食行为。饮食行为量表分为一般饮食行为量表和异常饮食行为量表。后者专门用于测定个人异常饮食行为。异常饮食行为对健康有很大的影响（如厌食症、暴食症、易饿症等）。通过异常饮食行为量表，可以有效地筛检异常饮食行为患者，常见的量表如下：

（1）一般饮食行为量表

1）荷兰进食行为问卷（Dutch eating behavior questionnaire，DEBQ）：由 Van Strien 等于 1986 年编制的 33 项自评问卷，主要用于评估成年人的 3 个显著进食行为，即情绪性进食、额外进食和限制进食。

2）三因素饮食量表（three-factor eating questionnaire，TFEQ）：包含 51 个条目，分为认知抑制、情绪性饮食和无控制性饮食三个维度。

（2）异常饮食行为量表

1）饮食习惯量表（eating habit questionnaire，EHQ）：包含 57 项条目量表（条目选项为对或错），主要用于评价饮食紊乱程度及发生饮食紊乱的可能性。

2）饮食紊乱测量量表（eating disorder examination，EDE）：用于测定饮食紊乱行为，包括节食、调查前 28 天内对饮食的关注、对体型的关注及对体重关注四个维度。

（四）体重管理

本节所介绍的体重管理，是指在健康管理的流程之中，在信息采集和健康评估的基础之上，设计体重控制目标和能量亏空目标，并根据体重控制目标，充分运用饮食药膳调理、运动调理、情志调理、起居调理、中医特色干预方法等进行相应的管理。

1. 设计体重控制和能量亏空目标

（1）体重控制目标 设计体重控制目标时应遵循循序渐进的原则。3～6个月内比原体重减轻5%～10%，减重速度一般控制在0.5千克/周左右为宜，最大不超过1千克/周。能量亏空目标按照每周减重0.5kg，每日能量亏空能量约为550kcal进行估计。

（2）亏空能量分配 对于每天需要亏空的总能量，其中50%（40%～60%）应该由增加体力活动的能量消耗来解决，其他50%可由减少饮食总能量和减少脂肪的摄入量达到目的。

2. 根据体重控制目标设计干预方案

方案主要包括饮食药膳调理、运动调理、情志调理、起居调理、中医特色干预方法等计划以进行相应的管理。这部分内容在本节内容中会进行具体的介绍。

（五）定期随访

定期随访可以理解为体重健康状态跟踪服务，是指建立健康状态档案，并通过书面、电话、召回等方式，对被管理者的体重健康进行继续追踪和查访，对其健康状态进行动态监测、健康教育和指导，从而提升被管理者健康素养，减少亚健康人群，促进疾病康复的动态服务过程。

1. 健康监测

体重健康监测主要是通过定期对服务对象进行电话、短信和邮寄健康管理资料和健康提示，定期监督随访，询问服务对象的健康管理计划实施情况。一方面，可以督导实施；另一方面，可以了解服务对象依从性、心理状况，以及监测被管理者的生活质量、生活环境、饮食起居习惯等。

（1）健康监测的形式 健康监测的形式主要包括以下四种：①电话短信随访、网上咨询、健康服务人员亲自到访、服务对象前来体检等。②基于健康信息采集、评估、调理内容，依托于计算机系统，为健康人群、亚健康人群、疾病人群的不同状态建立个人、家族、社区、区域等不同范围监测系统。③设立对特殊人群、常见疾病的监测预警系统。④对一般服务对象做到定期监测，高危特殊对象密切关注，存在重大疾病对象随时监测，并针对监测结果相应调整调理计划。⑤利用可穿戴式电子设备的健康监测功能。

（2）健康监测的内容 制订体重管理的监测记录表并定期查看。具体内容包括体重、腰围、一日三餐的膳食结构及摄入量、运动量及运动持续时间。

2. 健康教育

通过定期随访，对被管理者进行体重管理的健康信息传播，帮助其掌握体重健康相关知识，树立健康观念，自愿采纳有利于健康的行为和生活方式，预防疾病，促进健康，提高生活质量的教育活动与过程。健康教育的形式主要包括发放印刷资料、播放音像资料、设置健康教育宣传栏、网络平台宣传、开展个体化健康教育、鼓励参加健康自助类团体等。

3. 健康档案管理

为体重健康管理者建立健康档案，并要遵循自愿与引导相结合的原则，在使用过程中要注意保护服务对象的个人隐私。健康档案管理有以下注意事项。

（1）各机构应通过多种信息采集方式建立健康档案。健康档案应及时更新，保持资料的连续性。

（2）按照国家有关专项服务规范的要求来记录相关内容，记录内容应齐全完整、真实准确、书写规范、基础内容无缺失。各类检查报告单据和转、会诊的相关记录应粘贴留存归档。

（3）健康档案管理需具有必需的档案保管设施设备，按照防盗、防晒、防高温、防火、防潮、防尘、防鼠、防虫等要求妥善保管；指定专（兼）职人员负责健康档案管理工作，保证健康档案完整、安全。

（4）加强信息化建设，有条件的地区应利用计算机管理健康档案。

（5）积极应用中医药方法为城乡居民提供中医健康服务，记录相关信息纳入健康档案管理。

二、体重管理干预方法

中医学发展数千年，是中华民族在长期的生产与生活实践中认识生命、维护健康、战胜疾病的宝贵经验总结，是我国传统文化的结晶。因此，体重管理的方法既包括现代管理学的方法，又带有强烈的中医药特色。当前我国的体重管理干预方法主要有饮食管理、运动管理、情志管理、起居管理、环境管理、中医特色干预方法等。

（一）饮食管理

饮食管理是体重管理最基本的干预方法之一。"饮食者，人之命脉也"。合理的膳食结构，会给健康带来极大的裨益。《黄帝内经》指出我国传统的饮食结构为"五谷为养，五果为助，五畜为益，五菜为充"。这种完全膳食的观点与现代营养学所提倡的平衡膳食在科学性上也是相一致的。

在日常饮食管理中，应当根据个体的性别、年龄、所处环境等，实施有针对性的饮食管理。对于体重在正常范围内的人群，饮食管理可参考《中国居民膳食指南》，做到饮食均衡、饮食有节即可。而对于大多数超重和肥胖的个体，或需要预防体重进一步增加的个体，都需要调整膳食以达到减少热量摄入的目的。合理的减重膳食应在膳食营养素平衡的基础上，减少每日摄入的总热量。膳食构成的基本原则为低能量、低脂肪、适量优质蛋白质、含复杂碳水化合物（如谷类），以及增加新鲜蔬菜和水果在膳食中的比重。合理的膳食调整和控制能量摄入是预防和控制肥胖的基本措施，建议食物多样，谷物为主，持之以恒，长期坚持。在实施膳食干预时，应该做到以下几点。

1. 制订合适的热能摄入量

《中国成年人超重和肥胖预防控制指南》（2021 年）建议：采用低能量膳食的方法，使体重逐渐缓慢降低，达到目标水平。每天膳食中的能量比原来日常水平减少约 1/3，一般女性建议每天摄入 1000 ～ 1200kcal，男性 1200 ～ 1600kcal，或比原来习惯摄入的能量低 300 ～ 500kcal。也可以根据个人情况、职业来制订合适的摄入量，具体摄入量见表 3–4。

表 3–4 不同职业每日所需热量

劳动强度	举例	每公斤体重所需热量（kcal/kg）		
		消瘦	正常	肥胖
轻体力劳动	以静坐、站立为主，如坐办公室、营业员、学生、教师、售货员等	35	30	20 ～ 25
中体力劳动	工作性质常温下不易出汗，如电工、木工、管道工、司机、医生等	40	35	30
高体力劳动	工作性质常温下容易出汗，如农民、建筑、采矿、装卸、炼钢、舞蹈者等	40 ～ 45	40	35

注：每日所需总热量（kcal）= 标准体重（kg）× 每公斤体重所需热量（kcal/kg）。

2. 选择合适的膳食结构及用量

膳食结构是指膳食中各类食物的数量及其在膳食中所占的比重。膳食结构不合理、能量摄入过高、不能节制饮食摄入是超重或肥胖的重要因素之一，所以要做到膳食结构的均衡科学，通常建议三大营养素供能比例为碳水化合物 40% ～ 55%、脂肪 20% ～ 30%、蛋白质 15% ～ 20%。食物的用量可以参考以下两个方法。

（1）食物交换份法

1）步骤 1：将管理对象每日的热量摄入换算成食物交换份，即每 90kcal 热量为 1 个食物交换份。其计算公式：每日食物交换份 = 每日所需热量（kcal）/90（kcal）

2）步骤 2：将每日的所需的食物交换份分配到六大营养素，通常是为主食类食物应占每日总份数的一半甚至一半以上；蔬菜、水果保证至少各 1 份；牛奶或 / 和豆制品 2 份；剩下的为油脂份数。

（2）能量估计法 食物中能产生能量的营养素有脂肪、蛋白质和碳水化合物。每克脂肪可产生 9kcal 能量，每克蛋白质和碳水化合物分别可产生 4kcal 能量。减重的关键在于减少这些食物比重。在设计不同能量水平的膳食时，各类食物的参考用量可进行粗略估计：使管理对象每天膳食中的热量比原来日常水平减少约 1/3，这是达到每周能降低体重 0.5kg 的目标的一个重要步骤。或比原来每日习惯摄入的能量低

300 ～ 500kcal 的膳食。

3. 三餐合理安排

将一天的饮食总量（份数或热量）按照一定的比例分到一日三餐中。一般早餐和晚餐各占 30%，中餐占 40%。睡觉前最好不要进食。

一日三餐，两餐间隔以 4 ～ 6 小时为宜，早餐 6:30 ～ 8:30，午餐 11:30 ～ 13:30，晚餐 18:00 ～ 20:00。

4. 学会看食品营养标签

市场上销售的任意包装食品，外包装袋上会有食品标签信息，包括食品配料、日期信息、营养成分表及相关营养信息等。营养成分表包含营养成分的名称、含量和营养素参考数值（NRV）。

（1）营养成分项目　第一列项目为该食品所含全部营养成分，主要看能量、蛋白质、脂肪、碳水四个内容，某些食品还会标出反式脂肪酸。需要注意的是，只要在营养成分表中出现了反式脂肪酸，即便标注是 0，也不等于不含反式脂肪酸。食品含量在 0.3g/100g 以下就可以标记为 0 反式脂肪酸。

（2）营养素参考数值　食品标签中的营养素参考值（nutrient reference values，NRV），表示每 100g 或每 100mL 或每份食物中营养素含量占营养素参考值的百分比，而营养素参考值百分比（NRV%）是指 100g 或 100mL 或一份食物所含的某种营养成分，可以给成年人每天提供需求量的百分比。学会看 NRV%，可以在挑选食品时选择更符合自身身体状态的食品，如慢性肾病患者，应选择蛋白质 NRV% 小的食品，控制蛋白质摄入；高血压患者，应选择钠 NRV% 小的食品；肥胖症患者，应选择脂肪 NRV% 小的食品，控制脂肪摄入。

（3）学会选择"三低一高"食物

1）低脂食物：如果食物不含脂肪，其脂肪含量应 ≤ 0.5g/100g（mL）；如果是低脂肪，脂肪含量为固体 ≤ 3g/100g、液体 ≤ 1.5g/100mL；如果是脱脂食物，脂肪含量为液态奶和酸奶 ≤ 0.5%，乳粉 ≤ 1.5%。

2）低糖食物：每 100g 或 100mL 食品中糖含量 ≤ 5g。

3）低钠食物：每 100g 或 100mL 食品中钠含量 ≤ 120mg。

4）高蛋白食物：当食品营养成分表中的蛋白质含量 ≥ 12g/100g，或 ≥ 6g/100mL，或 ≥ 6g/420kcal 时，称为"高蛋白"或"富含蛋白质"。

（4）分清"绿色食品""有机食品""无公害食品"　目前，市面上有很多有这类标签的产品，三种前缀都是经过国家权威机构认证的一类安全食品，安全性从高到低依次为有机食品、绿色食品、无公害食品。

1）有机食品：指种植原料的土地经过了至少 3 年的转换，成为有机种植土地，且使用的种子不能是转基因品种，在纯自然状态下生长，全程禁止使用农药、化肥，只采用生物、物理方法和人工捕捉等综合方式防治害虫，确保从原料到产品的有机完整性和可追溯性。

2）绿色食品：指在生产加工过程中限量使用了农药、化肥等合成物质。

3）无公害食品：指农药残留、重金属和有害微生物等卫生质量指标控制在国家规定范围内。

5. 正确认识酒类

常见的酒类有白酒、果酒、黄酒、啤酒等。酒类的成分十分丰富，具有丰富的营养价值和生理活性成分。适当的饮酒可以产生愉悦感，促进血液循环，提高人体代谢效率。每克酒精在人体内完全代谢后会产生 7.1kcal（29.7kJ）的能量。《中国居民膳食指南》（2022 年）建议成年人一天饮酒量不超过 15g。儿童青少年、孕妇、乳母都不应饮酒。乙醇会减慢人体内脂肪代谢的速度，造成肝脏损伤，也是造成肥胖的一个原因。

6. 养成良好的饮食行为

吃饭速度、选择食物顺序、吃饭时间、吃饭时心情及是否专心进餐，都会对食物的消化和吸收产生影响，所以要养成良好的饮食行为，主要包括专注进食、注意饮食节律、顺序和控制进食量等方面。

7. 注意事项

（1）在进行体重管理时，为了增加饱腹感，可适当增加蔬菜和水果这些低热量食品的摄入量，但要注意控制烹饪蔬菜时会增加油脂的摄入量，建议以生食蔬菜和低热量水果为主。

（2）限制饮酒。每克酒精可提供 7kcal 能量。如被管理者有饮酒习惯，其主食和油脂的摄入量应适当减少。

（3）注意在低能量饮食时，膳食中的微量营养素应符合推荐的摄入量。为了避免因食物减少引起的维生素和矿物质不足，应适量摄入含维生素 A、维生素 B_2、维生素 B_6、维生素 C 和锌、铁、钙等微量营养素补充剂。

（4）控制食盐摄入量。正常人每日食盐摄入量应不超过 5g，高血压患者食盐量不超过 3g。

（二）运动管理

适量运动是健康的四大基石之一，也是提供管理的重要手段。中医学认为，强健的身体有助于预防疾病，运动疗法是中医治未病的自然疗法之一，对某些慢性疾病也大有裨益。古语云："流水不腐，户枢不蠹，动也。"意为在运动过程中，能够抵抗其他生物或者微生物的侵蚀，人也是如此。对于超重和肥胖的个体，或需要预防体重进一步增加的个体，单独控制饮食时虽可降低总体重，但除脂肪组织减少外，还可能引起肌肉等去脂体质（fat free mass，FFM）丢失，静息代谢率（resting metabolic rate，

RMR）降低。单纯限制饮食使体重下降达到一定水平后，体重下降的速度会减慢或不再下降，还会导致基础代谢率下降。在维持能量负平衡的条件下，体力活动或运动能维持 RMR 不降低或降低较少，能消耗更多体脂，并多保留 FFM。适当控制饮食加体力活动有利于长期保持减重后体重不反弹。所以，超重肥胖者在通过饮食控制减少能量摄入的同时，其他的能量亏空需要通过增加运动量来进行消耗。

1. 根据设计的减重目标，安排每天的运动

体力活动时间中等强度体力活动消耗的能量，男、女分别为 4.8 ～ 7.0kcal/min 和 3.3 ～ 5.1kcal/min，而低、强度活动则分别是 1.9 ～ 4.6kcal/min 和 1.4 ～ 3.2kcal/min。如果计划每周减体重 1kg，则需要每天亏空能量约 1100kcal，其中通过增加运动量以消耗 550kcal，即每天需要增加中等强度体力活动 2 小时，或低强度体力活动 3 ～ 4 小时。

2. 确定运动类型

为控制体重增加而进行的体力活动和锻炼，应首选有氧运动，此类运动的特点是低强度、有节奏、持续一段时间（至少 15 分钟）、心跳和呼吸加快的大肌肉运动。在有氧运动时，氧气的吸入和输送加强，心肺功能得以增强和改善，运动时需要氧气参与燃烧糖、脂肪、蛋白质等来提供能量。

常见的有氧运动有走路、骑车、爬山、打球、慢跑、跳舞、游泳、划船、滑冰、滑雪及舞蹈等。不同运动水平增加的能量消耗占总能量消耗的比例有差别，极轻体力劳动可能提高总能量消耗仅 3%，而重体力劳动或剧烈运动可达 40%。

3. 确定身体活动强度

身体活动强度是指单位时间内身体活动的能耗水平或对人体生理刺激的程度，分为绝对强度和相对强度。

（1）绝对强度 绝对强度用来直观地衡量某一类活动项目的强度，可以用于计算身体活动能量消耗、控制体重等。代谢当量（metablic equivalent，MET）是国际上通用的绝对强度的单位，指相对于维持静息状态时身体活动的能量代谢水平，主要用于量化身体活动项目本身的强度。1MET 相当于每分钟千克体重消耗 3.5mL 的氧气或每千克体重消耗 1.05Kcal（44kJ）能量的活动强度，即 1MET= 耗氧量 3.5mL/（kg·min）。部分常见的日常活动消耗 MET 见表 3-5。

表 3-5 部分常见活动项目消耗 MET 量

项目名称	内容	代谢当量（MET）
步行	4km/h	3.0
	5.6km/h	4.0
快走	6.4km/h	5.0
骑自行车	12 ～ 16km/h	4.0

续表

项目名称	内容	代谢当量（MET）
家务活动	手洗衣服	2.5
	扫地、拖地、吸尘	3.5
	打篮球	6.0
常见锻炼项目	游泳（自由泳）	5.8
	跳绳（快速跳）	12.3

比如，以 6.4km/h 的速度快走，身体活动强度 MET=5.0，体重 70kg 的男子快走 1 小时，就能消耗 350kcal 能量。

（2）相对强度 相对强度注重自身生理条件对某种身体活动的反应和耐受力，可以用最大心率百分比或者自我感觉运动强度（表 3-6）来估计。当人们进行身体活动的时候，随着运动强度、运动量的增加，人体消耗的氧气和心率也会随之增加，在人体达到自身运动极限时，耗氧量和心率不会再继续增加，此时的心率就是最大心率，耗氧量也达到最大耗氧量。运动强度指运动对人体生理刺激的程度。可以通过自觉疲劳程度，简单地判断运动强度分级。

表 3-6 运动强度的判断

强度分级	相当于最大心率百分比 %	相当于最大吸氧量（VO_{2max}）百分比 %	自觉疲劳程度（RPE）	代谢当量 /MET
低	< 57	< 37	很轻松	< 2
较低	57 ～ 63	37 ～ 45	轻松	2 ～ 2.9
中	64 ～ 76	46 ～ 63	有点费力	3 ～ 5.9
高	77 ～ 95	64 ～ 90	费力	6 ～ 8.7
极高	≥ 96	≥ 91	很费力	≥ 8.8

注：最大心率 =220 －年龄（岁）。

4. 运动干预技巧

（1）培养兴趣，把运动变为习惯 如果把运动单纯地当作一种减肥手段，那自然是一个枯燥且乏味的过程。健身先健心，要让被管理者认识到运动是一种享受，是为了身体健康，也是一个让自己成长的过程。先从一些日常活动开始，比如将上下班的工具换成步行或自行车，坐电梯换成爬楼梯，减少静坐（如看电视、看书、写字、玩电脑游戏等）的时间，也可在静态生活间穿插一些做操或家务劳动等体力活动。

运动方式主要包括有氧运动、抗阻运动、柔韧性运动三种类型。

1）有氧运动：最适合减少脂肪的运动方式之一。在运动的过程中，摄氧量大于需氧量，包括游泳、步行、慢跑、游泳、自行车、有氧健身操等。一般而言，有氧运动要达到目标心率，才能称为有效的有氧运动。可以通过以下的公式简单计算自己适合的有氧运动心率区间。

最佳运动心率区间＝（220－年龄）×0.8 ～（220－年龄）×0.6

2）抗阻运动：最适合增长肌肉的运动方式之一。以增强力量、健美形体为目的，利用哑铃、杠铃、橡皮筋等负重或阻抗法，可增进臂力，提高身体素质。对于大体重人群，在做有氧运动的同时结合抗阻运动，可以在一定程度上减少肌肉溶解。

3）柔韧性运动：指轻柔、屈曲伸展的运动形式，包括静力拉伸（拉腕和拉肩）、瑜伽、普拉提、太极拳、舞蹈等，可增加关节活动度，预防肌肉损伤，消除肌肉疲劳，提高运动效率。

（2）设置目标，循序渐进　增加体力活动量应循序渐进。先从一些日常活动开始，然后可以每天进行快步走、慢跑、打羽毛球、打乒乓球等活动，因为体力活动总量与坚持活动的时间、强度和频率有关，能坚持较长时间的中等量活动（如快步走）或短时间的剧烈活动（如跑步）都可达到消耗能量的效果，应尽量减少静坐（如看电视、看书、写字、玩电脑游戏等）的时间，也可在静态生活间穿插一些做操或家务劳动等体力活动。

5. 运动注意事项

（1）小量开始，循序渐进：各人身体条件不同，体质有别，锻炼时一定要从小量开始，循序渐进，逐渐增加运动量，以运动后感觉不疲劳为度。每次运动的时间，可先从 10 分钟开始，以后再按 5 ～ 10 分钟的时间增加，最终达到体重控制需要的运动量。

（2）做好热身运动和放松运动：热身运动是为锻炼前做准备的，可以提高锻炼效果和减少受伤，放松运动使人体重新调整，从锻炼中逐步恢复到休息状态。一般热身和放松运动各需时 5 ～ 10 分钟。

（3）选择安全的运动场地：地面平整，运动范围内无障碍物，无车辆穿行。

（4）适合的运动装备：要求穿合适的运动鞋，鞋底防滑，鞋子减震功能较好；穿方便伸展的运动衣物；佩戴针对运动部位的防护用品（如护膝，护腕等）。

（5）运动后注意补充水分和电解质。

（6）如出现身体明显不适症状时，应立即停止运动。

6. 不同人群运动治疗方案

针对不同年龄人群，由于其体质、年龄的不同，应采取不同方法。

（1）儿童和青少年的运动治疗　超重或肥胖者每周至少应进行 3 ～ 4 次、每次 25 ～ 50 分钟中等至较大强度的有氧运动，或每周进行 3 ～ 4 次力量型运动，两种运动方式相结合的运动治疗效果更佳。不仅有助于降低体重、体脂肪及腰围，也有助于降低血脂改善脂肪肝，在一定程度上提高肥胖儿童的学习成绩。

（2）成年人的运动治疗　《中国肥胖预防和控制蓝皮书》建议：超重或肥胖成年人

每周应进行不少于 150 分钟的中等强度有氧运动，同时应进行不少于 2 次的抗阻运动，在不控制饮食的情况下，需通过增加运动强度或运动时间来达到减重或维持体重的目的。运动可分次进行，每次不少于 6 分钟。有氧运动联合抗阻运动的治疗方案效果更好。中等或高强度间歇训练可以有效改善体脂率、胰岛素抵抗、血脂水平和心肺耐力。

（3）老年人的运动治疗　老年人由于年龄的增长，身体各项功能开始衰退。老年肥胖人群除了要面对肥胖带来的健康风险外，还面临由于年龄下降导致的肌肉重量及肌肉力量下降的风险，导致生活质量下降、摔倒、残疾等健康危险增加。《中国居民膳食指南》（2022 年版）建议老年人的 BMI 控制为 20 ～ 26.9kg/m²。超重或肥胖老年人应在保证安全、没有健康风险的前提下参与运动。每周 3 次结构化的运动训练，可以有效降低老年肥胖人群的体脂百分比及肝内脂肪含量。

（三）情绪管理

现代社会的诱惑、压力、竞争等导致身心功能紊乱已成为普遍现象。这些功能紊乱可以说是众多现代常见病的先导，也是形成体重不正常的主导因素，积极进行情绪管理防范，纠正这类心身功能紊乱，在体重管理中也是重要的干预手段之一。

1. 移情易性法

移情易性法采用措施分散患者对疾病的注意力，扫除患者内心杂念或改变其错误认知与情绪。

《临证指南医案》指出："情志之郁，由于隐情曲意不伸，郁症全在病者能移情易性。"移情易性的具体方法有很多，可根据不同人的心理、环境和条件等，采取不同措施，进行灵活运用。如情绪不佳时，听听适宜的音乐，观赏一场幽默的相声或喜剧，苦闷顿消，精神振奋。

2. 宁神静志法

宁神静志法，就是通过静坐、静卧或静立，以及自我控制调节等排除一切杂念，解除忧愁和心烦的事，让自己内心宁静的治疗方法。它在实践中有两种作用：①强壮正气，防病保健。②增强抗病能力，祛病除疾。

3. 全德养性法

此法指遵循自然和人生之理，加强自身身心和道德修养，陶冶性情，正确认识人生和社会，提高自身的社会调适能力，它可从根本上帮助改善心身素质，预防或阻止体重失调的发生发展。古人把道德修养作为养生调摄的一项重要内容。注意道德修养，塑造美好的心灵，助人为乐，养成健康高尚的生活情趣，获得巨大的精神满足，是保证身心健康的重要措施。

4. 情趣易性法

情趣易性法是指培养和发展多种兴趣爱好，借此以分心怡情，调养情性。正当且较为广泛的兴趣爱好，可以改变人们单调枯燥的生活方式，增加心理宣泄和保持平衡的途径，使之精神上总有着某些良好的寄托，避免陷入强烈或持久的情感波动状态，它对于个体形成健康稳定的身心素质很有益处。古代医家归纳出读义理书、学法贴字、浇花种竹、听琴玩鹤、登城观山、寓意弈棋等都有助于移易情性，修心养身。

（四）起居管理

起居有常，出自中医古籍《黄帝内经》中的养生名篇《素问·上古天真论》，讲的是我们的日常生活要保持一定规律，顺应四时变化，注重劳逸结合，从而达到保养精神、保全形体的目的。因此，养成良好的起居习惯尤其是睡眠习惯，是体重管理的干预方法之一。

1. 早睡早起避免熬夜肥

研究表明，如果出现睡眠障碍，就会在分子层面上引起脂肪和骨骼组织的变化，也就是变胖。无论是熬夜、倒时差，还是单纯的失眠，只要睡眠不足，身体会分泌生长激素释放肽（Ghrelin）和皮质醇。Ghrelin 会刺激大脑对高热量食物的渴望，皮质醇则会倾向于增加脂肪储存，减少肌肉质量以降低消耗，这也会导致人体的脂肪增多肌肉减少。另有研究表明，熬夜时血糖的浓度会上升，而这也是直接导致肥胖的关键因子。血糖浓度的上升会增加对食物的需求，人就容易感到饥饿，所以熬夜的人，大多数会经不住肚子的饥饿而吃东西，最终导致出现暴饮暴食而体重失控的情况发生。因此，养成早睡早起、形成良好的睡眠是起居管理的关键。

2. 劳逸结合避免过劳肥

所谓过劳肥，是指那些工作压力大、饮食不规律、睡眠不足、工作繁忙的人更容易变胖。

（1）导致过劳肥的原因　过劳肥与生活习惯脱不开干系，绝大多数过劳肥人群都有久坐、三餐营养失调、压力过大、睡眠不足的问题。压力大、睡眠不足会影响下丘脑功能，容易导致肥胖，如果长时间处于紧张状态，会引起下丘脑中管理睡眠和情绪的神经元功能异常，造成管理饮食的神经元失去平衡，进而影响人的食欲。久坐容易导致积累过多脂肪在腹部，从而导致腹型肥胖；三餐不定，一旦开始吃一顿，容易暴饮暴食而吃进太多热量，或是以猛吃高糖、高热量的零食来减压，反而危害健康。

（2）如何分辨隐形过劳肥人群　任何生活习惯不健康的人，都有可能是隐形过劳肥人群。凡有以下四种情况的人，就可能存在过劳肥的情况。

1）每天坐在电脑前或久坐时间超过 6 小时。

2）不按时吃饭，三餐进食混乱，暴饮暴食。

3）每周的运动时长累积不超过 5 小时。

4）睡眠时间长期不足 7 小时。

5）经常在外吃饭，口味偏辛辣、油腻。

6）喜欢吃零食，尤其是薯片、巧克力等高热量零食，爱喝奶茶等甜饮料。

（3）过劳肥的防治　充足的睡眠和适当的放松，是预防过劳肥的良方。每日保证至少7小时的睡眠，尝试睡前做睡眠瑜伽，喝一杯牛奶。睡前泡澡可以让全身都暖起来从而放松身体，冲澡时用水柱冲淋肩颈可以促进血液循环，泡澡20分钟，用香气宜人的干橘子皮或精油，舒减压力，促进睡眠。也可在空闲时间，适当按摩能让肌肉放松，释放压力从而达到体重管理的目的。

（五）环境管理

全球化、工业化，以及其他社会、经济、文化和政治因素的复杂组合使人们处于一个"致肥胖"环境，其中包括杂货店距离的远近、人们使用安全人行道和公园的难易程度等变量，以及环境中毒素和微生物含量也会产生一定影响。因此体重管理也需要进行环境管理。

1. 社交环境

影响体重的因素非常多，在制订体重管理计划前要充分人的主观意识和客观环境、心理与生理的交互作用，考虑不同人的社会属性、从众心理等。减重需要更多的社会支持，改变最大的障碍来源自己和周围社会环境，因此寻找合适的社交圈对体重管理十分重要。

2. 商业环境

媒体对各种加工食品和饮料等的宣传铺天盖地，广告的诱惑无处不在，影响着现代人对食物的选择。超市和售货机遍布城市的大街小巷，各种富含添加剂的食品随处可买。这类食品的特点是过精过细，生产过程中的脂肪、糖和盐的含量往往超出人体负荷。此外，化妆品和含有香料的食品中有时会有邻苯二甲酸之类的环境雌激素，长期接触会影响人体的内分泌系统，损害激素分泌从而导致肥胖。因此，选购没有添加香料的商品，对环境雌激素进行防范、避免是重要的体重管理手段。

3. 生活环境

随着城市建设的高速发展，乘坐交通工具上下班已经成为常态。同时人们的现代生活方式发生了极大的改变。人们在室内停留的时间过长，运动严重不足，瘦素敏感性降低，一定程度上也影响了体重健康。因此，在每天上下班的路途中尽量徒步慢行，上下楼尽量少用电梯，在工作区域或生活社区应当增加体育锻炼等设备，也是实现体重管理的一种干预方法。此外，从中医学的角度来看，肥胖者多属于痰湿体质，而痰湿体质的病因之一就是久居湿地导致湿邪侵袭人体，因此居住环境宜干燥而不宜潮湿，平时多进行户外活动。衣着应透气散湿，经常晒太阳或进行日光浴。在湿冷的气候条件下，应减少户外活动，避免受寒淋雨，不要过于安逸。

（六）中医特色干预方法

1. 药膳食疗

药膳食疗是以中医学理论为基础，以药物和食物为原料，经过烹饪加工制成的一种具有食疗作用的膳食。药膳是中医学知识与烹饪经验相结合的产物，之所以有效，在于它发挥了食物和药物的双重作用，不仅可以营养人体，补益脏腑，而且可以调和阴阳，益寿防老。其中专于控制体重的药膳是针对超重或肥胖的原因，采取相应配伍以健脾、化湿、活血、利水、祛痰等方法，减少水液的潴留，增加体内多余脂肪的分解，而达到轻身健体的目的。根据中医学理论对肥胖的认识与分类，辨证施治，将减肥药膳主要分为五大类。

（1）健脾化湿类药膳　脾失健运，水谷精微转输无权，运化水湿乏力，湿阻不化，而泛滥肌肤，故对于临床表现为形体肥胖，肢体困重，倦怠乏力，脘腹胀满，纳差食少，大便溏薄，舌质淡，苔薄腻，脉缓或濡细肥胖人群，中医学归纳为脾虚湿阻型，治则应健脾化湿，此型肥胖临床上也最为多见。此时可选择青鸭羹、白茯苓粥等药膳食疗，此型药膳常用原料有黄芪、茯苓、陈皮、泽泻、扁豆、蚕豆、豌豆等。

（2）清热化湿通腑类药膳　本型多见于中青年患者，以胃热实证为主，脾胃俱旺，湿热中阻，患者多喜食肥甘或消谷善饥，口臭口干，大便秘结，故应采用清热化湿通腑的药膳方，可选择的药膳如鲜拌莴苣、荷叶冬瓜汤等。此型药膳常用原料为马尾连、白术、忍冬藤、大腹皮、白菜、圆白菜、芹菜、莴苣、竹笋、莼菜、莲藕、苦瓜、马齿苋、马兰草、荸荠等。

（3）理气活血化瘀类药膳　中医学认为，肥胖日久者，常导致肝郁气滞，表现为形体肥胖，两肋胀满，胃脘痞满，烦躁易怒，口干舌燥，头晕目眩，失眠多梦，月经不调或闭经，舌质暗有瘀斑，脉弦数或细弦。故常采用疏肝理气、活血化瘀的药膳疗法，可选择的药膳如决明山楂粥等。此型药膳常用原料为荷叶、决明子、瓜蒌、昆布、海藻、莱菔子、丹参、甘草、香橼、橙子、橘皮、橘子、佛手、高粱米、刀豆、白萝卜、茴香、茉莉花、山楂、茄子、酒、醋等。

（4）温阳化气利水类药膳　对于一些重度肥胖人群，如表现为形体肥胖，虚浮肿胀，疲乏无力，少气懒言，动而喘息，头晕畏寒，食少纳差，腰膝冷痛，大便溏薄或五更泄泻，男性阳痿，舌质淡，苔薄白，脉沉细的肥胖人群，可选择的药膳如玫瑰花茶加味赤小豆粥等。此型药膳常用原料为肉桂、茯苓皮、泽泻、山药、益母草、白芍、豇豆、刀豆、枸杞子、羊乳、牛乳、羊瘦肉、胡桃仁等。

（5）滋阴补肾类药膳　中医学认为，一些表现为形体肥胖，头昏目眩，五心烦热，腰膝酸软，舌红少苔，脉细数或细弦的肥胖人群，多由阴虚内热所致，故应采用滋阴补肾的药膳方。此型药膳常用原料为枸杞子、银耳、黑木耳、黑豆、桑椹、甲鱼、猪瘦肉、鸭肉、鸭蛋、海参、海蜇、黑芝麻、猪肾等。

2. 经络调理

经络作为我国传统医学的重要组成部分，在体重管理过程中也能发挥着重要的作用。经络减重是在辨证施治的基础上，通过针灸、耳疗、脐疗等方法对人体穴位进行有效的刺激，以疏通经络、调理脏腑气血、调整阴阳平衡来达到调节内分泌功能、加快新陈代谢的作用，最终使多余脂肪分解，达到减肥的效果。下面介绍经络调理的几大疗法。

（1）针灸疗法　针灸减肥是指通过针刺，作用于经络腧穴，调整人体气血循环状态和脏腑功能，起到抑制食欲，减少能量摄入，同时促进新陈代谢，增加体内脂肪消耗，达到减轻体重作用的治疗方法。适用人群：①年轻人：年轻人身体感受器敏感，容易接受外界的各种刺激并做出反应，减肥效果会更好。②软脂肪块者。③腹部肥胖者：腹部是脾经胃经循行之处，以脾胃调节为主的针灸减肥方法，对腹部减肥效果显著。④单纯性肥胖者：可以通过针灸治疗减肥，继发性肥胖是由于某些疾病引起的，对减肥只能起到辅助治疗。

禁忌：妊娠期女性不可使用针灸减肥，月经期也要慎重；有血液病及凝血障碍的患者要慎用；皮肤严重过敏、恶性皮肤肿瘤患者、局部破损溃烂者不宜针灸；全身水肿者不宜针灸；醉酒、过饥过饱、过渴、过劳者慎用；少数对针灸敏感紧张的人（晕针）也不适合针灸。

（2）耳穴疗法　耳穴疗法已被证实用于减肥，疗效明显。耳穴有多个对应穴位与人体各内脏联系，脏腑的病变可通过经络与耳密切联系。故通过刺激耳穴能调整人体代谢平衡，并影响胰岛素分泌，抑制食欲达到减肥的目的。耳穴减肥的主要刺激方法有毫针刺法、耳压法、贴磁珠法、埋针法等。

应用耳穴贴法治疗，将耳穴分为四组：①第一组肝脾为主穴，神门为配穴。②第二组肺心为主穴，内分泌为配穴。③第三组腹穴为主穴，交感为配穴。④第四组三焦穴为主穴，皮质为配穴。将药粒贴于耳穴，四组穴位轮流使用。

（3）穴位埋线　穴位埋线是将肠线通过针刺埋入人体穴位，有针刺疗法的作用效果，且肠线在穴位分解和吸收产生柔和持久的刺激，刺激穴位区域提高交感神经兴奋性，提高情绪，产生运动的欲望。

（4）火罐疗法　通过拔火罐刺激腧穴，通过对经络的调节作用，加强脾和肾的功能，扶助正气，祛除停在体内的邪气，促进人体代谢，取得整体减肥效果，而且还能够以肥为腧，局部取穴，促进局部代谢，消除过多的脂肪，从而达到局部减肥的目的。火罐减肥近期疗效可靠，远期效果稳定，常用于配合电针、穴位埋线等方法治疗肥胖症，是一种有利于健康的减肥方法。

（5）刮痧疗法　刮痧减肥是对人体气血经络的一种刺激疗法，治疗时，皮肤上要涂抹刮痧油,利用刮痧板反复刮擦局部皮肤,使皮肤潮红甚至轻微出血,这种疗法对皮肤感受器的刺激较大,尤其适用于内热重的患者。由于刮痧时皮肤需要裸露,所以患者需要注意保暖,不要因为受凉而感冒;还要注意刮痧的时间,每个部位一般刮3~5分钟;刮痧治疗会使汗孔开泄,邪气外排,要消耗部分体内的津液,刮痧后饮温水一杯,不但可以补充消耗的水分,还能促进新陈代谢,加速代谢产物的排出。

3. 中医辨证调治

中医学认为,肥胖与痰、湿、气虚等有关。如《黄帝内经》曰:"素嗜肥甘,好酒色,体肥痰盛。"还有一些医者提出"肥人多痰湿""肥白人多湿""肥人沉困怠惰是气虚"等说法。总体来说,肥胖一般可分为脾虚痰阻证、脾虚湿困证、脾肾两虚证、湿热蕴结证等。治疗上,针对肥胖症本虚标实的病机,其治疗原则为补虚泻实,平衡阴阳。补虚多以健脾益气、温补脾肾为法,泻实则多用祛痰化湿、理气化滞、通腑泄热、活血化瘀等治法。补虚与泻实综合运用,可起到平调阴阳、减肥祛脂的作用。对肥胖症的治疗,中医学有很多习用方药。如根据证型分类,实证常用防风通圣散、大柴胡汤、桂枝茯苓丸和承气类;虚证多选用防己黄芪汤、五苓散、荷叶散等;虚实夹杂者常选用柴胡加龙骨牡蛎汤、九味半夏汤等。从治法上来说,化湿可用五苓散;健脾用四君子汤、参苓白术散、枳术丸;祛痰可用二陈汤、三子养亲汤;消导用保和丸;疏肝利胆用温胆汤、柴胡疏肝散;温阳用金匮肾气丸、右归丸。

第四章　肥胖的体重管理

第一节　肥胖与亚健康

随着我国科学技术与人民生活水平的提高，人们工作、学习、生活等方式的改变使肥胖成为一种普遍现象。肥胖被认为是一种不健康的表现，是体内脂肪过多的一种状态，而亚健康则被认为是一种介于健康与疾病之间的临界状态。正确认识肥胖与亚健康之间的关系，并针对性地进行干预，有助于人们对体重的管理，维持身心健康。

肥胖是一种常见的亚健康状态，也是导致多种疾病的重要原因之一。肥胖虽未有明显的病症，但会影响一个人的外表形象及精气神状态等，如果早期不加以预防，则会继续进展，甚至成为肥胖症并引发高血压、高血脂、冠心病、糖尿病、脑卒中、多囊卵巢综合征、骨关节病等多种慢性疾病，给身体带来不可逆的危害。中医学提倡"未病先防，欲病救萌，既病防变，瘥后防复"的思想，与现代人体重管理思想相呼应：未胖先防，欲胖先调，已胖防变，瘥后防复，通过中医学"治未病"思想及辨证论治以调节脏腑平衡、恢复气血畅流、疏通经络气机等，从而达到预防与控制肥胖的目的。本节主要从中医学辨证角度认识肥胖，并对肥胖的体重管理提出建议与策略。

一、常见的中医证型

肥胖的概念最早在《黄帝内经》中提出，对中医肥胖的诊疗具有重要的意义。后世医家对肥胖的认识有不同的见解，但本质均是脏腑气血盛衰及水谷津液输布的问题，其辨证分型有按阴阳五行论治法、脏腑气血津液分型法、虚实分型法等。现代医家将肥胖分为痰湿阻滞证、气虚饮停证、脾肾阳虚证、痰瘀阻络证四种分型；或将其分为脾虚湿阻证、胃热湿阻证、肝郁气滞证、脾肾两虚证、阴虚内热证五种分型。此外，在临床工作中也有虚实辨证分型者，多为本虚标实，本虚以气虚为主，病位以脾脏为主，标实以痰浊为主。本章节对各大医家的观点进行归纳总结，将肥胖分为四种证型，即脾虚痰阻证、脾虚湿困证、脾肾两虚证、湿热蕴结证，分别进行论述。

（一）脾虚痰阻证

脾虚痰阻证是因饮食习惯不良等行为伤及脾脏，脾气亏虚，脾失健运所致。脾主运化，主升清降浊，脾气虚，则导致脾的运化功能衰退，人体之气的升降聚散失常，水谷精微物质输布受其害，水饮内停化为痰，痰浊由内而生，脂浊从内积聚，常表现为"肥人多湿""肥人多痰"。

1. 证候特点

形体偏胖，喜睡困倦，神疲乏力，少气懒言，神情呆滞，精神萎靡，忧郁，面色偏黄或晦暗无光泽，呕吐痞闷，脘腹胀满，痰多色白，口中黏腻，大便溏稀，舌质淡白，胖大舌或齿痕舌，舌苔白腻或滑腻，脉濡而滑。

2. 证候分析

脾虚则脾气不足，运化失常导致气血生化无源，肢体浮肿，面色暗黄无光泽；脾气升举无力则内脏下垂，引起疲乏困倦、体胖喜睡、少气懒言等；脾气升清不足，则水谷精微物质运化失常，水饮中阻，三焦不通，阻滞气机，痰浊内生，痰湿内盛，而胸闷气短，脘腹胀满，大便溏稀，甚至日久导致痰蒙心神，神情呆滞。

3. 调理原则

健脾消食，理气化痰。

4. 调理方法

（1）起居调理　饮食有节、起居有常，改善居住环境，不要长期居住在阴冷潮湿的环境中。

（2）运动调理　加强体育锻炼，根据个人耐受情况选择锻炼项目，如晨跑、散步、登山等，但不宜参加游泳项目，运动量缓慢递进，不可突然剧烈运动。

（3）饮食调理　多进食具有补脾益气、醒脾开胃消食的食品，如薏苡仁、熟藕、山药、扁豆、牛肉、鸡肉等。减少糖分的摄入，少吃膏粱厚味及多油多盐的食物。

（4）经络调理

1）针灸法：取天枢、支沟、上巨虚、脾俞、足三里等施针。每日1次，10次为1个疗程。

2）温针隔姜灸：取穴双侧足三里、脾俞、肾俞、中脘。

将艾条切成2cm长的艾段，老姜切成0.1cm厚的姜片，在姜片的中间穿过一个小孔，以便针柄穿过。治疗时，便稀者仰卧位，将穴位常规消毒，针刺后采用补法使之得气，然后把穿有小孔的姜片从针柄的末端穿过，使姜片贴于皮肤上，将2cm长的艾段插在针柄顶端，在艾段靠近皮肤一端将其点燃，艾段徐徐燃烧，使针和姜片变热。此时，患者即感到脘腹部温热感。艾段燃完后，除去灰烬。每穴连续灸3壮，每日治疗1次，10天为1个疗程，每疗程间隔5天。

（5）药膳调理

1）己芪粥

原料：防己 6g，黄芪 15g，白术 9g，甘草 3g，生姜 6 片，大枣 6 枚，粳米 100g，食盐、油适量。

制法：先将以上中药熬成汁液，然后与粳米一起加入砂锅中，小火慢炖，熬成粥，早晚各一次。

功效：益气健脾，利湿化痰。

2）辟谷仙方

原料：黑豆 750g，火麻仁 225g，糯米 500g。

制法：黑豆洗干净后蒸三次，晒干去皮打成粉末；火麻仁浸泡一晚、晒干去皮后捣碎，将糯米与黑豆粉和火麻仁粉合成团，大小适中，蒸 3～5 小时即可。

功效：健脾利水，润肠通便。

3）板栗炖鸡

原料：板栗 200g，鸡肉 500g，红枣 10 枚，精盐、鸡精少许。

制法：鸡肉洗净切块，板栗剥皮后洗净，一起放入砂锅中，加入适量的水及少许姜片，10 枚红枣，大火炖开，小火慢炖 30 分钟后加入少许食盐、鸡精，出锅即可。

功效：益气健脾，温阳化痰。

（6）中药调治

1）参苓白术散：莲子肉 10g，砂仁 8g，薏苡仁 10g，桔梗 8g，白扁豆 15g，茯苓 15g，人参 10g，炙甘草 9g，白术 15g，淮山药 15g。每日 1 剂，水煎服。功效：健脾利湿，理气化痰。

2）健脾化痰汤：人参 4g，茯苓 12g，半夏 12g，象贝 10g，白术 10g，木香 8g、陈皮 8g，砂仁（冲）4g，生薏苡仁 30g，牡蛎 20g。每日 1 剂，水煎服。功效：健脾化痰，消肿散结。

（二）脾虚湿困证

脾脏五行属土，喜燥恶湿，脾虚湿困证即为湿困脾土证。脾为胃行其津液，脾虚则运化水谷精微障碍，水液运化失常则水湿停于体内，停于上焦则水液宣发障碍，停于中焦则水液运化障碍，停于下焦则水液排泄障碍。上、中、下三焦水饮内停，形成痰饮，又可作为致病因素阻滞人体气血运行及水液代谢，影响脾的运化功能。脾虚湿困证大多因暴饮暴食等不良饮食习惯或过度劳作，或过度思虑损伤脾脏，或脏腑功能衰退，或久病必虚，伤及脾胃等因素所致。这些因素均易造成脾脏的运化水液代谢能力下降，进而出现津液输布失衡，水液停滞于脾脏、中焦等全身各部，导致体倦困重、肢体乏力、体胖且浮肿、大便溏稀等。

1. 证候特点

精神木讷，形体偏胖，面色不华，进食后昏昏欲睡，疲乏无力，困重便溏，小便短少而黄，胸脘痞闷胀痛，女子白带量多，舌质白腻或黄腻，脉濡缓。

2. 证候分析

脾虚则运化水谷精微物质失常，中焦受阻，食后困倦欲睡，疲乏无力，胸脘痞闷；脾虚使人体气血生化之源不足，无以濡养全身，引起面色无华，神情木讷；脾主肌肉，脾虚则湿邪困于肢体，则四肢附着难移，肢体困倦乏力；脾脏五行属土，脾虚则水湿泛滥，脾土无以治水，则肢体浮肿，小便短少而黄，大便溏稀而黏滞；脾气虚、脾阳虚时，气的推动无力，阳气不能温煦人体，蒸腾气化失常，湿浊困阻，三焦之气不能输布、运化，故水湿内盛，出现恶心呕吐、舌苔白腻、脉濡缓等脾虚湿困之象。

3. 调理原则

健脾利湿。

4. 调理方法

（1）起居调理　不可熬夜或久卧，保持正常的作息，避免过劳或过逸。

（2）运动调理　坚持运动，循序渐进，年轻人可选择能量消耗稍大的运动，老年人或体弱者适宜更舒缓的有氧运动。

（3）饮食调理　节制饮食，注意饮食规律，食量适中，勿贪食肥甘、厚腻、生冷、燥热之品，宜多食具有健脾利湿作用的食品，如茯苓、玉米须、赤小豆、薏苡仁、山药、黑豆、冬瓜，忌用苦寒伤脾、豁痰破气之品。

（4）经络调理

1）针灸法：取足三里、天枢、关元、气海、中脘、三焦、脾俞等腧穴进行针灸治疗，根据补虚泻实法进行调节，以疏经通络，行气利水。

2）推拿按摩：对脾经进行推拿按摩，并对足三里、脾俞、阳陵泉、天枢、气海、关元、三焦等穴位点进行点按刺激，以健脾利湿，行气利水。

（5）药膳调理

1）荷叶鸭

原料：鸭肉200g，糯米粉25g，荷叶若干。

制法：鸭肉洗净去骨切成块，糯米炒熟加入八角茴香粉，研成细末，将适量的酱油、料酒、味精、葱姜、胡椒粉等作料调成酱汁，腌制鸭肉2小时后加入糯米粉揉成块，将大小合适的荷叶包好鸭肉放入锅中蒸2小时出锅即可食用，隔日1次，佐餐食用。

功效：益气降脂，健脾利湿。

2）白萝卜丝炒牛肉

原料：白萝卜500g，瘦牛肉250g。

制法：牛肉与白萝卜洗净切成丝状，将牛肉加入适量的盐、黄酒、酱油、少许淀粉腌制，锅中放入植物油，油烧热后，加入白萝卜丝炒八分熟，并放适量的盐后装出备用，洗净锅子后再次加入植物油，大火烧热后加入牛肉丝，炒熟后倒入炒好的萝卜丝，加入黄酒、水，焖烧3分钟后起锅即可食用。

功效：补脾健胃，散血化滞，利水消痰。

3）茯苓薏苡仁饼

原料：茯苓30g，薏苡仁50g，淀粉30g，食盐、油适量。

制法：将茯苓、薏苡仁碾成粉末，加入适量的淀粉、水、食盐并揉成团，并制成大小适中的饼状，在锅中加入适量的油涂抹锅底，小火烙熟即可。早、中餐均可食用。

功效：健脾利湿。

（6）中药调治

1）平胃散合四君子汤：陈皮10g，厚朴10g，苍术12g，甘草6g，党参15g，白术10g，茯苓15g，黄芪15g，当归10g。每日1剂，水煎服。功效：益气健脾，和胃化湿。

2）防己黄芪汤合二陈汤加减：黄芪15g，苍术10g，白术10g，防己10g，茯苓15g，车前草15g，陈皮10g，薏苡仁20g，半夏10g，桂枝10g，甘草5g。每日1剂，水煎服。功效：健脾燥湿，化痰止咳。

（三）脾肾两虚证

脾属土，为后天之本。肾属水纳气，为先天之本，两者相互影响，互为因果。脾主运化水湿，须有肾阳的温煦蒸化。肾主水，司开合，使水液的吸收和排泄正常。两者共同调节人体气机及津液代谢输布。脾虚使脾土无以制肾水，肾虚则肾水不能蒸腾气化。脾肾两虚，是先天与后天均不足所致，一般多指脾阳虚及肾阳虚。脾阳虚多因脾气虚而致病，或者因肾虚不能温阳脾阳所致，肾阳不足，命门火衰，火不生土则脾阳失健运。肥者多懒惰，缺少运动，长时间坐卧或久站，易损伤脾、肾两脏，影响脾、肾的生理功能、水液代谢功能，最终聚积成水湿痰饮，痰湿互结于四肢百骸，而形体肥胖。

1. 证候特点

身宽体胖，形寒肢冷，肢体浮肿，面色苍白，动则气喘，少气懒言，神疲乏力，小便清长，大便溏薄，五更泄泻，腰膝酸软无力，舌质淡白，苔薄白，脉沉细。

2. 证候分析

以脾肾阳虚为主，阳气虚则阴寒盛，阴盛则寒，寒则四肢不温，形寒肢冷，恶寒喜温；脾肾阳虚，即脾阳不足以运化，肾阳不足以温煦气化，则神疲乏力，少气懒言，动则气喘；脾阳虚则运化水谷精微失常，则大便溏薄；肾阳虚，则温煦气化失常，小便清长，腰膝酸软，五更泄泻；脾肾阳虚，则舌质淡白，舌苔薄白，脉沉细。

3. 调理原则

温补脾肾。

4. 调理方法

（1）起居调理　注意休息，不可超负荷劳动或伤神，保证充足睡眠。

（2）运动调理　脾肾两虚者身体素质较差，建议多做阳光下的运动，运动宜柔缓，微汗为度，不可剧烈。

（3）饮食调理　避免生冷饮食，应多喝温水，不喝冰镇饮料，少食生冷食物，饮食有规律，饥饱需适度，多吃韭菜、莲子、芡实、淮山药、荔枝、黑芝麻等健脾补肾食物。

（4）经络调理

1）针灸法：取梁门、天枢、脾俞、肾俞、关元，配穴选取气海、丰隆、血海、中脘等腧穴，对脾俞、肾俞、关元、足三里处行温针灸疗法。行针以补法对脾和肾两经进行温阳通络，行气活血。

2）推拿按摩：对脾经、肾经以补法进行推拿按摩，可选取脾俞、肾俞、足三里、关元等穴位进行点按刺激，手法柔和舒适，以温补脾肾，利水化湿。

（5）药膳调理

1）韭菜粳米粥

原料：新鲜韭菜 30g，粳米 60g，细盐少许。

制法：新鲜韭菜洗净切细末。将粳米洗净后倒入锅中，加入适量的水熬成粥后再加入韭菜搅拌均匀，加入适量的盐即可出锅，早、晚餐均可食用。

功效：补肾壮阳，健脾暖胃。

2）萝卜煨羊肉

原料：白萝卜 100g，羊肉 500g，黄芪 30g，生姜、八角、食盐、鸡精、油少许。

制法：将白萝卜洗净切成片，羊肉洗净切成块，并将羊肉、白萝卜加入放有八角、生姜的开水中焯熟并捞出，一起放入砂锅中，加入适量的水、黄芪、白萝卜大火烧开，小火慢炖 1 小时后加入适量的食盐、鸡精、油，出锅即可食用。

功效：益气健脾，温阳补肾。

3）菟丝子狗肉汤

原料：狗肉 200g，菟丝子 5g，干姜 6g，食盐、味精、葱姜蒜、酒适量。

制法：新鲜的狗肉洗净切成块，放入烧开水的锅中焯透并捞出，放入冷水中洗净，滤干。用纱布将菟丝子、附片包裹，将砂锅中的水烧开后加入狗肉、菟丝子及干姜纱布包，加入适量的姜蒜、料酒，大火烧开，小火慢炖 2 小时后加入葱、盐、味精等，并将姜、蒜等捞出后取汤汁和狗肉。

功效：温脾暖肾，益精祛寒。

（6）中药调治

1）温肾益气汤：山药 30g，菟丝子 30g，覆盆子 15g，淫羊藿 15g，肉苁蓉 15g，甘草 5g。水煎服，每日 1 剂。功效：补肾健脾，温阳益气。

2）中成药：可选用附子理中丸，或金匮肾气丸，或右归丸，参考医嘱服用。功效：温阳散寒，补虚补中。

（四）湿热蕴结证

湿热蕴结证，多因饮食失宜、起居无常而致，或因外感湿热之邪，又过食肥腻甘甜或辛辣之食，损伤脾胃功能所致。肥者易生内热，甘则胀气，中满损伤中焦之气，中焦气机受阻，脾的运化失常，痰浊内生、蕴久化热，湿热内生停于肌肤引起肥胖。肥者多内热，内热则喜冷饮，而脾脏易虚，脾虚则运化失常使水湿停留于三焦，进一步累及脾脏，郁久而体内湿浊热盛、痰湿瘀阻、湿热互结，弥漫三焦，循环往复，产生湿热蕴结证的一系列症状。

1. 证候特点

形体肥胖，身热不扬，头身困重而痛，皮肤发痒，口苦而干渴但不欲多饮，腹满胀痛，胃脘痞闷，食欲下降，小便黄赤而短，大便泄泻而黏，女子带下黄稠而气味腥臭，舌苔黄腻，脉濡数。

2. 证候分析

内热为阳邪，水湿为阴寒之邪，湿热交织，阴阳互结，湿热蕴结于脾土及上、中、下三焦。湿气困脾而使脾不得运化，湿浊内生，蕴久化热，湿热互结；湿热蕴结于体内，热不能越，湿不能化，热使水湿蒸腾无以运化，导致身热不扬；湿热停于上焦，则气机升降失常，故恶心呕吐，胸脘痞闷而胀满；湿热停于中焦则热邪伤津，口渴；湿热停于下焦则传导失职，故小便短而黄赤，大便泄泻而黏滞，女了可见带下黄稠而腥臭。

3. 调理原则

益气健脾，清热化湿。

4. 调理方法

（1）起居调理　避暑湿，宜居住干燥通风的环境，保证作息规律。

（2）运动调理　适度锻炼，在夏季或者湿气较重的地区，应尽量选择室内锻炼。

（3）饮食调理　宜食清热燥湿、健脾利湿等类型的食物，不宜食辛辣肥腻、燥热、湿热之品，禁烟酒，多吃素食纤维，禁烟酒。

（4）经络调理

1）针灸法：取内庭、天枢、大肠俞、曲池、支沟、上巨虚等穴位施针。每日 1 次，10 次为 1 个疗程。

2）推拿按摩：对肝、脾经等进行推拿按摩，并对上脘、中脘、下脘、气海、关元，上巨虚、下巨虚、三阴交、太冲、足三里、血海、脾俞、关元、三焦等穴位点进行点按刺激，以除湿降浊，疏肝行气。

（5）药膳调理

1）凉拌鱼腥草

原料：鲜鱼腥草根 500g，紫苏 6g，大蒜 15g，生抽、芝麻油、味精适量。

制法：选取新鲜娇嫩的鱼腥草根，洗净切为长度适中的条状，紫苏洗净取叶切碎，将大蒜拍碎切成末一起装入碗中，加入适量的芝麻油、味精、生抽，凉拌即可食用。

功效：清热化湿，利水通淋。

2）荷叶蒸排骨

原料：猪排骨 500g，米粉 80g，荷叶若干，适量的葱、姜、蒜、料酒、鸡精、白糖、盐等。

制法：将荷叶洗净放入锅中水煮 3 分钟后捞出并沥干、切块，排骨洗净切成块状，加入炒好的米粉并用盐、料酒、酱油、糖等腌制 3 小时，将荷叶包裹段排骨置于盘子里，蒸 2 小时即可取出，趁热食用。

功效：清化湿热，淡渗利尿。

3）通草灯心酒

原料：通草 250g，灯心草 30g，秫米、曲适量。

制法：通草、灯心草水煎取汁，加入秫米煮熟，曲研细粉，均倒入缸中，搅拌均匀后密封保存 14 天后开启，滤出糟渣取其汁液装瓶备用，每日饮入适量即可。

功效：利水渗湿，清热通经。

（6）中药调治

1）三仁汤：杏仁 9g，白蔻仁 9g，薏苡仁 18g，厚朴 9g，通草 6g，滑石 18g，半夏 12g，竹叶 6g。每日 1 剂，水煎服。功效：宣畅气机，清利湿热。

2）黄连解毒汤合三妙丸加减：黄连 9g，黄芩 6g，黄柏 6g，栀子 9g，苍术 9g，牛膝 3g，若有皮肤瘙痒可加地肤子 6g，白鲜皮 9g，百部 6g，苦参 6g。每日 1 剂，水煎服。功效：泻火解毒，清热燥湿。

二、常见的疾病倾向

肥胖是高血压、糖尿病、脑卒中和癌症等多种慢性疾病的危险因素，被世界卫生组织列为导致疾病负担的十大危险因素之一。当肥胖人群尚未表现出明显的临床症状或症状感觉轻微，但具有发生某种疾病的高危倾向，我们称之为肥胖人群的疾病倾向。在预防和控制肥胖的同时，针对具体的疾病倾向，制订相应的体重管理策略显得尤为重要。本节主要介绍高血压前期、糖尿病前期、高脂血症前期、脂肪肝倾向、肥胖症前期、动脉粥样硬化倾向六种常见并与肥胖密切相关的疾病倾向及体重管理策略。

（一）高血压前期

肥胖是高血压的主要危险因素之一，高血压前期是正常血压发展为高血压的"潜伏期"，是高血压剧增的"后备力量"。研究显示，BMI ≥ 24 者，高血压患病率是 BMI ≤ 24 的 2.5 倍，BMI ≥ 28 者，高血压患病率是 BMI ≤ 24 的 3.3 倍。同时，高血压前期属于疾病前状态，具有双向可调性。故坚持将"未病先防，欲病救萌"之理念贯穿高血压前期肥胖人群健康管理始终。对处于高血压前期的肥胖人群早关注、早预防和早干预显得极其重要。中医"治未病"理论成熟，方法多样，而中医特色健康管理路径规范、体系完整，将两者有机结合的中医体重管理，着眼于肥胖高血压前期人群，能够为高血压病的防治提供新的路径。

1. 判断依据

（1）体重超出标准体重的 20%，或 BMI ≥ 24。

（2）年满 18 周岁以上者，在未使用抗高血压药物的情况下，非同日 3 次静息血压（静坐 5 ~ 15 分钟）测量后，120mmHg ≤ 收缩压 ≤ 139mmHg，80mmHg ≤ 舒张压 < 89mmHg。

（3）可无症状，也可有头晕、眼花、头痛、记忆力衰退、神疲乏力等一般症状。

（4）除外既往患有高血压史，目前正在使用抗高血压药物，现血压虽达到上述水平者及患有急性肾炎、慢性肾炎、慢性肾盂肾炎、嗜铬细胞瘤、原发性醛固酮增多症和肾血管性病变等患者。

2. 调理原则

坚持预防为主，持之以恒，通过体重管理，在控制体重的同时使血压达到理想血压即（90 ~ 120）/（60 ~ 80）mmHg。

3. 调理方法

（1）起居调理　养成健康的生活方式，戒烟限酒，减少浓茶的摄入，保持心理平衡，避免过度紧张。

（2）运动调理　增加体育锻炼与适当控制膳食总量和减少饱和脂肪酸摄入量相结合，促进能量负平衡，是世界公认的减重良方，也是减低高血压风险的重要方式。提倡每日坚持 30 ~ 40 分钟有氧活动，如快走、慢跑、健身操等，以促进热量的消耗，使体重指数始终保持在 18.5 ~ 23.9 的正常范围之内。而要促进高血压前期肥胖人群的体育锻炼，就需要提高其对体力活动或运动与健康关系的认识，使之产生体力活动的动力。

（3）饮食调理

1）控制能量摄入：肥胖是高血压的危险因素之一，肥胖和高血压两者均可增加心脏的负荷。因此，应控制总能量的摄入，使体重达到并维持在理想体重范围内。

2）限制膳食中的食盐：调查显示，我国居民膳食每天食盐摄入量为 8 ～ 15g，远远超过身体的需要，中度限制膳食中的食盐（4 ～ 5g/d）能使人群的血压水平降低。

3）禁忌食物：所有过咸的食物及腌制品、烟、酒及辛辣刺激性食品均在禁忌之列。

（4）经络调理

1）针刺法：取穴足三里、合谷、内关、太冲、三阴交、曲池、阳陵泉等，根据虚实，采用虚实补泻手法。

2）穴位按摩：常按摩肝肾两经穴位，如太冲、中都、期门、阴廉、曲泉、中封、涌泉、然谷、太溪、大钟、水泉、照海、复溜、交信、筑宾、大赫、气穴、四满、中注、腹通谷、幽门、步廊、神封、灵墟、俞府。

（5）药膳调理

1）菊楂钩藤决明饮

原料：杭菊 10g，钩藤 10g，生山楂 10g，决明子 10g，冰糖 10g。

制法：将钩藤、山楂煎汁约 500mL，冲泡菊花，调入冰糖。代茶饮，每日适量。

功效：清肝，明目，降血压，降血脂，适宜于肝阳上亢或肝火上炎所致头目眩晕者。

2）桑椹枸杞猪肝粥

原料：桑椹 10g，枸杞 10g，猪肝 50g，大米 100g。

制法：将猪肝切薄片，大米加水 1000mL，武火烧沸，加入桑椹、枸杞、猪肝和盐，煮熟即可。每日 1 次，早餐食用。

功效：滋阴补血，补肾益精，适宜于有肝肾不足之高血压前期者。

3）芹菜粥

原料：芹菜连根 120g，粳米 250g。

制法：将芹菜洗净，切成六分长的段，粳米淘净。芹菜、粳米放入锅内，加清水适量，用武火烧沸后改用文火炖至米烂成粥，再加少许盐和味精，搅匀即成。

功效：疏肝降压，适宜于各类高血压前期者。

4）鲜藕芝麻冰糖条

原料：鲜藕、生芝麻、冰糖。

制法：鲜藕 1250g，切条或片状，再将生芝麻 500g 压碎放入藕条（片）中，再加入冰糖 500g，上锅蒸熟，分成 5 份，凉后食用。

功效：清火降压，适宜于高血压前期者火盛者。

（6）中医辨证调治

1）肝阳上亢证

证候：头晕胀痛，面红目赤，目胀耳鸣，急躁易怒，失眠多梦，尿黄便秘，舌红，苔黄，脉弦数有力。

治法：平肝潜阳，清火息风。

方药：天麻钩藤饮（天麻 9g，钩藤 15g，石决明 30g，栀子 6g，黄芩 6g，川牛膝 12g，杜仲 15g，益母草 15g，桑寄生 15g，夜交藤 15g，茯神 9g）。

2）肝肾阴虚证

证候：头晕目眩，双目干涩，五心烦热，腰腿酸软，口干欲饮，失眠或入睡易醒，尿黄，便干，舌红，苔少，脉弦细数。

治法：滋肾养肝。

方药：六味地黄丸（熟地黄 15g，山药 15g，山茱萸 15g，茯苓 15g，牡丹皮 15g，泽泻 15g）。

3）痰湿中阻证

证候：头晕头重，胸脘满闷，恶心欲呕，或有心悸时作，肢体麻木，胃纳不振，尿黄，便溏不爽，舌淡红，苔白腻，脉沉缓。

治法：燥湿化痰，健脾和胃。

方药：半夏白术天麻汤（法半夏 10g，白术 10g，天麻 10g，陈皮 10g，茯苓 10g，甘草 5g）。

（二）糖尿病前期

糖尿病前期是指血糖调节正常发展为糖调节受损（IGR），但血糖升高尚未达到糖尿病诊断标准的一段时期，包括空腹血糖受损（IFG）、糖耐量受损（IGT），两者可单独或合并出现。此期有的是 2～3 年，有的 3～7 年，甚至可达 10 年左右。血糖可能没有达到糖尿病诊断标准，但胰岛 B 细胞分泌胰岛素的功能受到影响，或分泌的胰岛素质量较低，或有胰岛素受体或受体的功能障碍。此期往往没什么明显症状，有症状者可归属于中医学"脾瘅""消渴"范畴。近些年来，糖尿病前期的人群出现"三多一少"（多饮、多食、多尿、体重减少）典型症状的越来越少，反而肥胖的人越来越多。着眼于肥胖的糖尿病前期人群，能够为糖尿病的防治提供新的思路。

1. 判断依据

（1）体重超出标准体重的 20%，或 BMI ≥ 24。

（2）空腹静脉血浆血糖为 5.6～7.0mmol/L（100～126mg/dL），至少有 2 次以上不同日的血糖测试记录；或糖负荷后 2 小时静脉血浆血糖为 7.8～11.1mmol/L（140～200mg/dL）；血糖测试前应禁用糖皮质激素、噻嗪类利尿药、水杨酸制剂、口服避孕药

(3) 可以没有症状，或表现为胃口大开，多食善饥，常觉口渴，饮水增多，尿频，尿量多，疲劳，皮肤发痒，女性会阴瘙痒，易出现泌尿道感染和伤口不易愈合等。

（4）常伴有高胰岛素血症及腹型肥胖等表现。

（5）除外在急性感染、外伤、手术或其他应激情况下测出以上血糖值者。既往有糖尿病史，目前正在使用降血糖药物者；其他内分泌疾病如甲状腺功能亢进症、肢端肥大症、皮质醇增多症等引起的继发性血糖升高，以及肝炎、肝硬化等肝脏疾病引起肝糖原储备减少所致的餐后血糖一过性升高者。

2. 调理原则

肥胖或超重的糖尿病前期人群体重应减少 5%～10%，并使体重指数长期维持在健康水平。糖尿病前期人群理想的控制目标，是将血糖水平逆转至糖耐量正常（normal glucose tolerance，NCT）水平。如无法逆转至 NCT 水平，至少应尽力维持在糖尿病前期，力争阻止或延缓其进展为糖尿病。

3. 调理方法

（1）起居调理

1）戒酒：大量饮酒可以加重糖代谢紊乱并增高心血管系统风险水平，因此，不推荐糖尿病前期人群饮酒。

2）戒烟：对于吸烟者应遵循相关戒烟指南，进行健康咨询、技术指导及必要的药物干预等综合措施帮助其戒烟。必要时采用尼古丁替代产品与选择性尼古丁乙酰胆碱受体部分刺激剂，以提高戒烟成功率。

（2）运动调理　长期规律地、循序渐进地、按个人具体情况适时适度地进行有氧运动。每周 3～5 次，运动强度因人而异，一般宜从低强度运动（散步、做操、打太极拳等）开始，逐渐进入中等强度运动（登山、骑车、跳绳、爬楼等）。避免过度运动，运动时间为餐后 1～2 小时开始运动，尤其在早餐后。正确遵守早晨起床的时间及晚上就寝的时间，躺下休息的时间不可过久。

（3）饮食调理　控制每日摄入食物的总热量，调整食物结构，宜高纤维饮食，多选择如粗粮、蔬菜等食物，饭到八成饱即可，有饥饿感时以水果、蔬菜、坚果类补充。清淡饮食，食盐控制在 5g/d 以下或钠总量小于 2g/d。坚持定时、定量、定餐，早餐吃好、中餐吃饱、晚餐吃少，还要少吃快餐。

（4）经络调理

1）针灸：取穴以脾胃两经穴位为主，如三阴交、阴陵泉、血海、腹结、大横、大包、承满、梁门、大巨、水道、归来、阴市、梁丘、足三里、上巨虚、条口、下巨虚、丰隆。

2）穴位按摩：以膀胱经穴为主，如膈俞、肝俞、胆俞、脾俞、胃俞、三焦俞和肾俞。

（5）药膳调理

1）苦瓜拌海米

原料：苦瓜 250g，海米 75g，豆豉 50g，香菜少许。

制法：海米用温水浸泡 1 小时，切成细末，苦瓜对切，去瓤、籽，切为细丝，用沸水烫过，将海米、苦瓜放入碗中，再放入豆豉拌匀，待锅烧热后放入锅里，然后加入盐、味精、蒜泥、花椒油、醋，并加入少量开水，煮沸后加香菜少许即可。

功效：降血糖、血脂、血压，适宜于有高血糖、高血脂、高血压倾向者。

2）三汁饮

原料：鲜芦根 100g（干品 50g），鲜白茅根 100g（干品 50g），天花粉 30g，绿豆 30g（浸后）。

制法：煎汤服。

功效：滋阴生津，适宜于胃热阴虚、口干善饮者。

3）淮山药薏苡仁粥

原料：淮山药 60g，薏苡仁 4 ～ 30g，粳米 100g。

制法：煮粥食用。

功效：健脾生津，适宜于脾胃虚弱、口渴善饮者。

4）黄芪炖鳖肉

原料：生黄芪 20g（包煎），鳖肉 400g。

制法：同炖，酱油佐味，饮汤食肉。

功效：降糖，益气实胃，补阴，适宜于血糖、尿糖稍高、消谷善饥、体质虚弱者。

5）二豆荞麦粥

原料：黄豆、黑豆各 50g，荞麦仁 300g，核桃仁、花生仁各 65g，红枣 25g。

制法：将上述原料用清水浸泡半天，放入压力锅中煮，可加少许盐，也可放少许姜和猪瘦肉。每天吃 2 次，中餐、晚餐各 1 小碗（吃渣喝汤），吃时可从平时的主食中减去 75g。

功效：降低和清除胆固醇，提高胰脏分泌胰岛素功能。适宜于高血糖倾向者。

（6）中医辨证调治

1）阴虚燥热证

证候：口干多饮，口苦舌燥，多食易饥，小便频且量多，或烦热多汗，或大便干结，身体逐渐消瘦，苔黄或黄燥，舌干质红，脉洪数或滑数有力。

治法：清热润燥，生津止渴。

方药：玉液汤（天花粉 10g，葛根 10g，麦冬 10g，太子参 10g，茯苓 10g，乌梅 10g，黄芪 10g，甘草 5g）。

2）气阴两虚证

证候：疲倦乏力，气短自汗，口干多饮，大便干结，舌质淡红，少苔，脉沉细无力或细数。

治法：益气养阴。

方药：生脉饮合防己黄芪汤（太子参 10g，麦冬 10g，五味子 5g，黄芪 10g，汉防己 10g，白术 10g，茯苓 10g）。

3）痰热中阻证

证候：形体多为腹型肥胖，或见脘腹胀闷，心烦口苦，大便干结，舌质淡红，苔白腻或厚腻，脉弦滑。

治法：理气健脾，清热化痰。

方药：越鞠丸合平胃散加减（香附 10g，川芎 10g，苍术 10g，栀子 10g，神曲 10g，半夏 10g，佩兰 10g，陈皮 10g，荷叶 10g，白术 10g，茯苓 10g，甘草 5g）。

4）肝经郁热型

证候：头晕，咽干，口苦，心烦抑郁，胸胁苦满，善太息，嗳气，舌红，舌苔薄黄有沫，脉弦或兼数。

治法：清解郁热，疏肝行气。

方药：丹栀逍遥散或大柴胡汤加减［牡丹皮 9g，栀子 9g，柴胡 12g，赤芍、白芍各 25g，当归 12g，川芎 12g，黄芩 9g，黄连 6g，熟大黄 9g，沙参 15g，葛根 25g，天花粉 25g，荔枝核 15g，薄荷 6g（后下），甘草 6g］。

（三）高脂血症前期

高脂血症前期是指血液中脂质（胆固醇、中性脂肪）含量过剩的状态，总胆固醇为 5.17～5.7mmol/L；和（或）甘油三酯为 1.65～1.7mmol/L；和（或）低密度脂蛋白为 3.15～3.64mmol/L、高密度脂蛋白为 0.9～1.04mmol/L；此期往往没有明显的症状。流行病学资料显示，肥胖人群的平均血浆胆固醇和三酰甘油水平显著高于同龄的非肥胖者。除了体重指数（BMI）与血脂水平呈明显正相关外，身体脂肪的分布也与血浆脂蛋白水平关系密切。一般来说，中心型肥胖者更容易发生高脂血症。肥胖者的体重减轻后，血脂紊乱亦可恢复正常。

1. 判断依据

（1）体重超出标准体重的 20%，或 BMI ≥ 24。

（2）在禁食 12 小时以上的情况下，血清胆固醇水平（比色法或酶法，TC）为 5.2～5.7mmol/L；甘油三酯（荧光法或酶法，TG）为 1.65～1.7mmol/L；低密度脂蛋白（沉淀法，LDL–C）为 3.15～3.64mmol/L，高密度脂蛋白胆固醇（沉淀法，HDL–C）为 0.9～1.04mmol/L；至少应有 2 次不同日的血脂化验记录。

（3）可以没有不适感，也可以出现胸腹憋闷，肢体麻木，走路时步履沉重，头部昏眩晕痛，视力模糊，耳鸣心悸，失眠多梦，腰酸背痛，面色苍白，少动懒言，胃口不佳，乏力，心悸怔忡，心前区偶有憋闷感，舌苔厚腻，脉象细弱或者无力，或弦滑等不适感。

（4）在眼睑、肌腱、肘等部位可能见到凸出皮肤的黄色瘤。

（5）除外继发性高脂血症如肾病综合征、甲状腺功能减退症、痛风、急性或慢性肝病、糖尿病等疾病所致的高脂血症和由药物（吩噻嗪类、β 受体阻滞剂、肾上腺皮质类固醇及某些避孕药等）引起的高脂血症；以及正在使用肝素、甲状腺素干预或其他影响血脂代谢药物者及近 1 周内曾服用其他降血脂药者。

2. 调理原则

通过调整饮食结构，改善生活方式，使血脂达到正常值，即血清 TC < 5.20mmol/L，TG < 1.70mmol/L，LDL-C < 3.12mmol/L，HDL-C > 1.04mmol/L。

3. 调理方法

（1）起居调理　为了能够有效预防高血脂，必须要保证患者注意正确的生活方式，如多参与体育活动、减少吸烟酗酒，避免出现高度精神紧张、情绪波动的情况。

（2）运动调理　在平时预防高脂血症时，应选择最合适的运动。患者可根据自身的实际情况，适当选择远距离步行、慢跑、骑自行车、打太极拳等，适当增加运动量，提高身体素质。在运动的过程中一定要把握运动的强度，如运动强度过高或过低都有可能对身体造成损害。在实际运动过程中，应该尽可能地控制好运动时间，每次运动时间不超过 40 分钟。

（3）饮食调理　限制食物总热量的摄入，保持正常体重。脂肪占总热量的 20% 以下，减少饱和脂肪酸的摄入，使其占脂肪量约 30%；碳水化合物摄入量占总热量的50% ～ 60%，蛋白质占总热量的 20% ～ 40%；胆固醇摄入量为 300 ～ 500mg，相当于每周 3 个鸡蛋的含量。增加富含纤维素食物的摄入，少食各类高能量、高胆固醇和高脂肪的食物。使用适宜的烹调方法如炖、煨、蒸、煮、熬、凉拌；不宜采用焖、炒、炸、烧、烤等烹调方法。

（4）经络调理　体针和耳针，主要取穴为胃经和脾经穴；临床常用降脂穴位，一般多取内关、合谷、太冲、阳陵泉、涌泉、公孙、三阴交、太白、足三里、丰隆、肺俞、厥阴俞、心俞、中脘、曲池等，选用穴位一般在 3 个以上。手法多采用平补平泻法。

（5）药膳调理

1）冬瓜香菇菜

原料：冬瓜 200g，香菇 50g。

制法：冬瓜去皮洗净，切成小方块，香菇用水发开，去蒂柄，洗净，切成丝。葱、姜洗净切丝，锅中放植物油适量，烧热后下葱、姜爆香，再下冬瓜、香菇和泡香菇的水，焖烧数分钟，待熟时调入食盐、味精等，翻炒几下即可。

功效：下气消痰，利水渗湿，降脂减肥，适宜于脾肺亏虚所致的咳嗽、气喘、水肿、小便不利、妊娠水肿、肥胖症者。

2）荠菜炒冬笋

原料：冬笋300g（去壳、根，切片），荠菜150g。

制法：起油锅下入原料煸炒，并加入精盐、味精等调料。

功效：清热利水，降脂降压，适宜于各种高血脂、高血压、水肿、便血、尿血等者。

3）芹菜炒豆腐干

原料：芹菜250g，豆腐干50g，精盐、植物油、葱、姜各少许。

制法：芹菜洗净切成段，豆腐干切成丝备用，锅中加植物油少许，烧至七成热，将芹菜、豆腐干放入锅内煸炒至芹菜熟透，同时故入盐等调料即成。

功效：清热解毒，平肝息风，适宜于各种类型高脂血前期，尤其适宜于中老年高脂血症前期伴高血压前期者食用。

4）灵芝炖甲鱼

原料：灵芝30g，甲鱼1只（约500g），鲍鱼150g，丹参15g，牡蛎30g，大枣10枚，调料少许。

制法：甲鱼去肠杂、甲壳，洗净，切块，加姜片下油锅爆炒后备用。甲鱼甲壳打碎，同丹参、牡蛎加水3碗，煎至1碗，去渣取汁备用。大枣去核，鲍鱼泡发，洗净，切块。将药汁、甲鱼、灵芝、大枣、鲍鱼同放炖盅内，隔水炖约2小时，调入食盐、味精、猪油适量。

功效：益气活血，软坚散结，化瘀降脂，适宜于高血脂及脂肪肝前期者。

5）三七百合煨兔肉

原料：三七5g，百合30g，兔肉250g，料酒、葱花、姜末、精盐、味精、五香粉各适量。

制法：三七洗净，切片，晒干或烘干，研成极细末，备用，百合拣洗干净，放入清水中浸泡，待用，再将兔肉洗净，切成小块，放入水中，大火煮沸，撇去浮沫，加入百合瓣、料酒、葱花、姜末，改用小火煨煮至兔肉、百合熟烂酥软，趁热加放三七粉、精盐、味精、五香粉适量，调匀即成。

功效：清热除烦，化痰降浊，活血降脂，主治各种类型的高脂血症，对高脂血症前期伴高血压前期患者尤为适宜。

（6）中医辨证调治

1）痰湿内阻证

证候：平素嗜食肥甘，久坐多卧，形体肥胖，头晕头重，胸脘痞闷，肢体沉重，舌苔白腻，脉濡。

治法：芳香化湿，健脾，祛痰降浊。

方药：平胃散或温胆汤（党参 10g，苍术 10g，白术 10g，厚朴 10g，陈皮 10g，藿香 10g，茯苓 10g，土茯苓 10g，白豆蔻 10g，砂仁 5g，泽泻 10g）。

2）肝火痰湿证

证候：素体肝阳偏旺，头胀痛，急躁易怒，口干口苦，目赤心烦，舌质红，苔黄腻，脉弦滑数。

治法：平肝潜阳，清热化痰。

方药：天麻钩藤饮合清气化痰丸加减（天麻 10g，生地黄 15g，钩藤 15g，石决明 15g，珍珠母 15g，栀子 10g，牡丹皮 10g，黄芩 10g，胆南星 10g，贝母 10g，大黄 10g，法半夏 10g，泽泻 10g，白芍 10g，竹茹 10g）。

3）肝肾阴虚证

证候：不胖反瘦，头晕耳鸣，口干咽燥，肢体麻木，腰酸膝软，盗汗遗精，记忆力减退，舌红少苔，脉弦细数。

治法：补益肝肾，养阴填精。

方药：杞菊地黄汤加味（熟地黄 10g，山茱萸 10g，枸杞子 10g，决明子 10g，葛根 10g，菊花 10g，泽泻 10g，杜仲 10g，菟丝子 10g，白芍 10g，牛膝 10g，牡丹皮 10g，女贞子 10g，旱莲草 10g，冬虫夏草 10g）。

（四）脂肪肝倾向

脂肪肝倾向人群，即脂肪肝高危人群，是指存在脂肪肝发病的危险因素，比普通人群更易发生脂肪肝的群体。其主要原因是人体代谢不良，引起脂肪在肝细胞上的堆积；或肝脏本身因营养不均衡导致功能退行性改变；或血液循环不良，尤其是微循环不良；或因对早餐不在意，甚至不吃早餐，致使胆汁分泌不足，胆囊功能退行性改变，摄入人体的脂类不能充分乳化；或肠吸收功能下降，体内缺乏营养素，如 B 族维生素、钙、镁等；或压力大、情绪不稳定造成对肝脏的伤害。大多数脂肪肝倾向人群无明显自觉症状，常在体检时发现，或仅有食欲不振、腹部不适、乏力等轻微症状。

1. 判断依据

（1）体重超出标准体重的 20%，或 BMI ≥ 24。

（2）长期大量饮酒者；有血脂升高，尤其是甘油三酯升高者；长期服用损肝药物者；有肥胖症、糖尿病和脂肪肝家族史的个体。

（3）多见于职场的中、高级白领职员或商业成功人士和长期压力大的人群。

（4）可无明显自觉症状，常在体检时发现肝脏有脂肪肝倾向，或伴有食欲不振、腹部不适、乏力等轻微症状。

2. 调理原则

临床治疗脂肪肝没有特效药，按照"未病先防，欲病救萌，既病防变"的调理原则，有脂肪肝倾向的肥胖人群关键在于改变生活习惯，科学合理调节饮食，通过控制体重使受损的肝功能得以修复和改善。

3. 调理方法

（1）起居调理　避免过量饮酒，谨慎使用药物，尤其避免使用具有肝毒性的药物。

（2）运动调理　脂肪肝倾向的肥胖人群主要选择以锻炼全身体力和耐力为目标的全身性低强度动态运动，比如慢跑、中快速步行（115～125步/分）、骑自行车、上下楼梯、爬坡、打羽毛球、踢毽子、拍皮球、跳舞、做广播体操、跳绳和游泳等。这类运动对脂肪肝者降脂减肥、促进肝内脂肪消退的效果较好。

（3）饮食调理　饮食调理是预防和治疗大多数脂肪肝倾向人群的基本方法。热能的来源为食物中的蛋白质、脂肪和糖类，其需要量与年龄、性别和工种等因素有关。过高的热能摄入可使人的体重增加、脂肪合成增多，从而加速肝脏细胞脂肪变性。因此，应该制订并坚持合理的饮食制度，瘦肉、鱼类、蛋清及新鲜蔬菜等富含亲脂性物质的膳食，有助于促进肝内脂肪消退，高纤维类的食物有助于增加饱腹感及控制血糖和血脂。注意三大营养素的合理搭配，增加蛋白质的摄入量，重视脂肪的质和量，糖类饮食应适量，限制单糖和双糖的摄入。此外，还应改掉不良的饮食习惯，一日三餐按时进食，戒酒，尽量避免过量的摄食、吃零食、夜食、间食及过分追求高品位高热量的味浓食物。

（4）经络调理

1）推拿疗法：首先选取督脉、肺经、大肠经、脾经、肾经，然后循经脉起止方向用拇指依次点压按揉重点经穴。然后根据个体情况选择脂肪堆积较多的部位，依位置特点选择适当手法重点推拿。如腹部以抚摩法为主；大腿部以揉按法为主；臀部及肩背部以揉按法及拍法为主；颈部以捏法为主等。依上法推拿每日1次，10日为1个疗程。

2）艾灸疗法：取穴：可选脾胃经的足三里、丰隆、三阴交、阴陵泉配合神阙、关元、气海、悬钟、脾俞。方法：用清艾条，对上述穴位施行灸法，每次取2～3穴，每次每穴艾灸时间至少在5分钟以上，最多15分钟；以每日或隔日1次施治为佳，1～3个月为1个疗程。艾灸时以干预对象穴位处皮肤感到热而不烫，能够耐受且较舒适为度。

3）耳穴贴压疗法：取穴：胰胆、小肠、三焦、肝、艇角、内分泌、脾。方法：取以上主穴5～6个，用王不留行籽或磁珠贴压，行对压或直压手法按压，每次取一侧耳穴，左右耳穴交替，3～5日1换，10次为1个疗程。

（5）药膳调理

1）番茄芹菜青椒汁

原料：番茄 500g，芹菜、青椒各 250g，柠檬汁适量。

制法：将番茄洗干净，切成小块；把芹菜带叶洗净切细；青椒洗净去籽切细；柠檬洗净去核，连皮切成小块，然后用榨汁机压榨出汁，盛入小碗；再把番茄、芹菜、青椒混合，放入榨汁机榨汁。

功效：降脂保肝，适宜于各种有脂肪肝倾向和脂肪肝前期者。

2）木耳鱼片

原料：黑木耳 10g，鱼肉 150g，大豆油 50g，调料适量。

制法：将黑木耳用温水发胀，去杂质，备用，将鲜鱼（草鱼、桂鱼等）去刺，切成鱼肉片，锅中放大豆油烧热后下姜粒、葱花炒香，下鱼片炒散后，下黑木耳，加食盐少许，炒匀即成，佐餐使用。

功效：降低甘油三酯，防治脂肪肝，适宜于有各种脂肪肝倾向和脂肪肝前期者。

（6）中医辨证调治

1）气滞血瘀证

证候：肝区胀满，胸脘不舒，倦怠乏力，恶心纳呆，腹胀，舌质暗红，苔薄白。

治法：疏肝解郁，活血通络。

方药：四逆散加味（柴胡 10g，枳实 10g，白芍 10g，陈皮 10g，青皮 10g，苦丁茶 10g，延胡索 10g，生山楂 10g，决明子 10g）。

2）痰湿内阻证

证候：身体渐胖，喜食肥甘，头脑昏重，胸脘胀闷，恶心欲吐，肢体麻木沉重，舌苔白滑腻。

治法：化痰降脂，活血通络。

方药：二陈汤加味（陈皮 6g，半夏 10g，茯苓 10g，苍术 10g，石菖蒲 10g，冬瓜仁 15g，薏苡仁 15g，瓜蒌 10g，红花 6g）。

3）肝胆湿热证

证候：自感右上腹胀满，肝区闷痛，口苦，头晕，可有黄疸，肝功常有转氨酶升高、胆红素异常，舌苔多黄腻。

治法：清利肝胆湿热。

方药：龙胆泻肝汤加味（柴胡 10g，龙胆草 6g，黄芩 10g，大黄 10g，泽泻 10g，木通 8g，茵陈 10g，浙贝母 10g，连翘 10g）。

4）脾肾阳虚证

证候：面色淡白，虚浮发胖，头晕乏力，精神不振，身体怕冷，食少便溏，腰膝酸软，舌质淡白。

治法：健脾助运，温肾化浊。

方药：温脾汤加减（黄芪 10g，白术 10g，苍术 10g，干姜 4g，茯苓 15g，薏苡仁 15g，淫羊藿 10g，巴戟天 10g，木香 6g，砂仁 6g）。

（五）肥胖症前期

肥胖症前期以体重超过标准体重的 10%～20% 为特征。当人体进食热量多于消耗量，多余的物质就转化为脂肪储存于体内，使体重增加，这是人体内脂肪积聚过多的一种表现。

1. 判断依据

（1）肥胖症前期，即体重超过标准体重 10～20% 或体重指数（BMI）为 23～24.9。

（2）可无症状，也可有多食、腹胀、口干、便秘、神疲乏力等症状。

2. 调理原则

改变不合理的生活方式、形成科学的饮食疗法，是预防和治疗肥胖症前期的基本措施。

3. 调理方法

（1）起居调理　早睡早起，勿贪睡，保持一个相对稳定的生物钟；保持大便通畅，养成规律的大便习惯；戒掉懒惰的坏毛病，勤动手，勤走路。

（2）运动调理　逐渐增加运动量与减少进食量相结合，使体内多余的脂肪慢慢燃烧掉，最终使人体的能量支出和进入达到一个平衡状态。中老年人进行运动减肥前应做健康检查，要在身体功能允许的前提下才能进行。以小、中量运动为宜，运动量应该从小到大、循序渐进、持之以恒。具体方法有步行、跑步、跳绳、游泳、仰卧起坐、健身操、瑜伽、跳迪斯科、打太极拳等。

（3）饮食调理　一日三餐要定时、定量，不能随意增加或减少进餐次数，不能为节食减少三餐中的任何一餐，也不能将三餐的食物量并为一餐吃，咀嚼速度宜慢，晚餐要少，拒绝夜宵。因为晚餐后人们脑力和体力活动减少，能量消耗也随之减少，如果再摄入过多食物或食入早餐、午餐同样多的食物，必然导致能量的剩余，剩余能量就会转变成脂肪储藏起来，身体就会不自觉地胖起来。

（4）经络调理

1）针灸：可选用体针、耳穴毫针、耳体穴结合针、耳穴埋针、耳穴压籽、梅花针等。推荐用耳穴压籽法，简便易行、安全无痛、副作用少，尤其适于肥胖症前期。

2）耳贴：将油菜籽，或小米、绿豆、白芥子、莱菔子、王不留行籽等适量，用沸水烫洗后晒干，贴附在小方块的胶布上，然后贴敷于消毒过的耳穴上，按压紧密，在每天进餐前半小时自行按压 2～3 分钟，以局部有酸痛感为度，保留 3～5 天，每次贴压一侧耳郭，两耳交替轮换，2 周为 1 个疗程，2 个疗程间隔 3 日，一般 2～4 个疗程即显效。耳穴压籽法常选以下穴位：内分泌、神门、饥点、渴点、脾、胃、大肠、三焦区等，每次选取 3 ～ 5 穴，不必过多。

（5）药膳调理

1）山药白萝卜粥

原料：山药 20g，白萝卜 50g，大米 100g。

制法：将山药浸泡 1 夜，切 3cm 见方的薄片，白萝卜去皮，切 3cm 见方的薄片，大米淘洗干净，将大米、白萝卜、山药同放锅内，加清水 800mL，置武火上煮沸，再用文火煮 35 分钟即可。

功效：消积，健脾，减肥，适宜于肥胖兼见脾虚者。

2）薏苡仁煮冬瓜

原料：薏苡仁 20g，冬瓜 300g，姜 5g，葱 10g，盐 4g，味精 3g。

制法：将薏苡仁淘洗干净，去泥沙，冬瓜洗净，切 2cm 宽、4cm 长的片，姜切片，葱切段，将薏苡仁、冬瓜、姜、葱同放炖锅内，加水 1200mL，置武火上烧沸，再用文火炖煮 35 分钟，加入盐、味精即成。

功效：利尿，消肿，减肥，适宜于肥胖兼见脾虚者。

3）赤小豆炖仔鸭

原料：赤小豆 50g，仔鸭 1 只，料酒 10g，盐 4g，味精 3g，姜 4g，葱 8g，胡椒粉 3g。

制法：将赤小豆洗净，去泥沙，鸭宰杀后，去毛、内脏及爪，姜拍松，葱切段，将仔鸭、赤小豆、姜、葱、料酒一同放入炖锅内，加水 3000mL，置武火上烧沸，再用文火炖煮 35 分钟即成。

功效：利尿消肿，减肥美容，适宜于轻度肥胖者。

4）赤小豆冬瓜鲤鱼汤

原料：赤小豆 50g，冬瓜 100g，鲤鱼 1 尾（500g），料酒 10g，盐 5g，味精 3g，姜 5g，葱 10g，胡椒粉 3g。

制法：将赤小豆浸泡一夜，去泥沙，冬瓜洗净，切 3cm 长方块，鲤鱼宰杀后去鳃、内脏、鳞，姜切片，葱切段，将炒锅置武火上烧热，下入素油，烧六成热时，下入姜、葱爆香，下入鲤鱼略炸后，加入冬瓜、赤小豆、料酒及清水 1800mL，置武火上烧沸，再用文火炖煮 35 分钟，加入盐、味精、胡椒粉即成。

功效：利水，消肿，减肥，适宜于轻度肥胖者。

（6）中医辨证调治

1）胃热滞脾证

证候：多食善饥，形体微胖，脘腹胀满，口苦口干，大便干，舌红，苔黄腻，脉滑。

治法：清胃泻火，佐以消导。

方药：小承气汤合保和丸加减（大黄 6g，枳实 10g，厚朴 10g，山楂 15g，神曲 12g，莱菔子 12g，半夏 10g，陈皮 10g，茯苓 10g，连翘 10g）。

2）脾虚湿阻证

证候：微胖浮肿，神疲乏力，肢体困重，小便不利，便溏或便秘，舌淡，苔白腻，脉濡细。

治法：健脾益气，渗水利湿。

方药：参苓白术散合防己黄芪汤加减（党参 15g，白扁豆 12g，茯苓 15g，炒白术 10g，桔梗 10g，砂仁 6g，莲肉 10g，黄芪 20g，山药 15g，薏苡仁 15g，汉防己 10g，甘草 6g）。

3）痰浊中阻证

证候：素体微胖，喜食肥甘，头身困重，脘腹胀满，口黏涎多，神疲嗜卧，苔白腻，脉滑。

治法：祛痰化浊，理气消胀。

方药：导痰汤加减（半夏 9g，天南星 9g，枳实 10g，橘红 10g，茯苓 10g，甘草 6g）。

4）肝郁气滞证

证候：形体微胖，胸胁胀痛，烦躁易怒，口苦舌燥，腹胀纳呆，女性月经不调，舌淡，苔薄，脉弦。

治法：疏肝理气，健脾消脂。

方药：逍遥散加减（柴胡 12g，当归 15g，白芍 10g，炒白术 10g，茯苓 10g，甘草 6g，薄荷 6g）。

（六）动脉粥样硬化倾向

动脉粥样硬化倾向是指人体的动脉管壁由于各种原因容易发生脂质沉积、细胞变性、纤维增生等变化，以致动脉弹性轻度减弱。研究表明，肥胖能够加剧动脉粥样硬化的发生危险，其可能的机制包括脂代谢异常、胰岛素抵抗、炎症、内皮功能障碍等，但是迄今为止肥胖对动脉粥样硬化的影响机制尚未完全清楚。

1. 判断依据

（1）体重超出标准体重的 20%，或 BMI ≥ 24。

（2）40 岁以上的男性、绝经期后的女性及脑力劳动者较易发生。

（3）与不良生活习惯如精神紧张，或过食肥甘、辛燥之品和胆固醇含量高的食物，长期吸烟和饮酒，以及平时缺少劳动、运动等有直接关系。

（4）常伴高血压、高脂血症、糖尿病、肥胖等。

（5）动脉粥样硬化倾向常无症状。

2. 调理原则

坚持预防为主，持之以恒，通过体重管理，改善生活方式和控制易患因素，防止动脉粥样硬化的发生。

3. 调理方法

（1）起居调理 提倡不吸烟，避免二手烟，限制饮酒。酒精摄入量在每周0～100g为宜。及时控制高血压、高血糖、高血脂等导致动脉粥样硬化倾向的危险因素。

（2）运动调理 研究表明，运动可改善血脂、调节人体的氧化应激反应、控制炎症反应、防止斑块扩大和破裂，逆转斑块。根据患者实际身体情况，制订符合患者实际情况的个性化运动方案，结合患者的年龄指导其参加慢跑、太极、骑车、散步、步行、乒乓球等运动方式，患者在运动过程中应该注意严格控制运动频率、运动量及运动幅度。患者每次运动时间为30～60分钟，每周4～6次。

（3）饮食调理 应遵循食物多样、谷类为主、粗细搭配的原则。每天的膳食应包括谷薯类、蔬菜水果类、畜禽鱼蛋奶类、大豆坚果类等食物，保证每天摄入300～500g蔬菜、200～350g新鲜水果，每周吃280～525g红肉，每天摄入大豆25g，每周适量食用坚果50～70g，限制钠盐摄入，钠盐5g/d，对高胆固醇血症和心血管病高危人群，建议每日膳食胆固醇摄入＜300mg。

（4）经络调理

1）针灸：常取穴五里、大巨、气海、足三里、丰隆、关元。

2）穴位按摩：以脾胃或肝肾经循行部位或穴位按摩。

（5）药膳调理

1）猪肉炒洋葱

原料：精瘦肉50g，洋葱150g。

制法：洋葱、猪肉均切丝，起油锅烧至八成热，放入猪肉丝翻炒，再放入洋葱同炒片刻，调味稍炒即成，佐餐食用。

功效：益气降脂，适宜于气虚血脂偏高者。

2）降脂减肥茶

原料：干荷叶60g，生山楂、生薏苡仁各10g，花生叶15g，橘皮5g，茶叶60g。

制法：上药共制细末，混合，放入热水瓶中，用沸水冲泡即可，每日1剂，不拘时代茶饮。

功效：清热消食，降脂化湿，适宜于血脂偏高有湿热证者。

3）茼蒿鸡子白汤

原料：鲜茼蒿菜250g，鸡蛋3个。

制法：茼蒿洗净切细后放入锅内，加水500mL煨汤，汤将沸时，将鸡子白倒入调匀，煮滚后，加油、盐调味，即可饮服。佐餐食用，可常食。

功效：清热化痰，适宜于有动脉硬化倾向痰热证者。

4）消脂健身饮

原料：焦山楂 15g，荷叶 3g，生大黄 5g，生黄芪 15g，生姜 2 片，生甘草 3g。

制法：上各味同煎汤。每日 1 剂，不拘时频饮。

功效：益气消脂，轻身健步，适宜于有动脉硬化倾向者。

5）绿豆萝卜灌大藕

原料：大藕 4 节，绿豆 200g，胡萝卜 125g。

制法：将绿豆泡胀为度，滤干，胡萝卜切碎并与绿豆一起捣泥，加适量白糖调匀，待用，藕洗净后，以刀切开靠近藕节的一端，切下部分留作盖，将绿豆萝卜泥塞入藕洞内，塞满为止。再将切下的部分盖在原处，再用竹签插牢，上锅隔水蒸熟，当点心服食。

功效：清热养阴，降脂，适宜于动脉硬化倾向有热象者。

（6）中医辨证调治

1）痰湿中阻证

证候：体形肥胖，气短，神疲，痰多而黏稠，胸脘痞闷，纳呆，倦怠乏力，身重嗜睡，舌胖大，苔白而厚腻，脉濡缓。

治法：燥湿健脾，豁痰开结。

方药：半夏白术天麻汤（法半夏 10g，白术 10g，天麻 10g，陈皮 10g，茯苓 15g，甘草 3g）。

2）气滞血瘀证

证候：胸胁胀闷，走窜疼痛，急躁易怒，胁下痞块，刺痛拒按，妇女可见月经闭止，或痛经，经色紫暗有块，舌质紫暗或见瘀斑，脉涩。

治法：理气活血化瘀。

方药：血府逐瘀汤（当归 10g，生地黄 10g，桃仁 5g，红花 5g，牛膝 10g，赤芍 10g，川芎 10g，郁金 12g，丹参 15g，三七 10g，柴胡 12g，枳壳 12g，桔梗 10g，甘草 3g）。

3）脾胃热盛证

证候：面赤或见粉刺痤疮，烦渴引饮不止，食纳超常，口舌干燥或痰黄黏稠，或见口舌易生疮，舌红，苔黄厚，脉洪实有力。

治法：健脾和胃清热。

方药：温胆汤（陈皮 10g，半夏 10g，茯苓 15g，枳实 10g，竹茹 12g，炙甘草 3g，生姜 3g，大枣 3 枚）。

4）痰瘀阻滞证

证候：肢麻，皮肤不荣甚或甲错，肢体困重，舌紫暗，或有瘀斑瘀点，苔腻，脉细、滑。

治法：化痰祛瘀。

方药：桃红四物汤合二陈汤（当归 10g，白芍 12g，熟地黄 10g，川芎 10g，桃仁 3g，红花 3g，半夏 10g，橘红 15g，白茯苓 9g，炙甘草 6g，生姜 7 片）。

三、常见的中医体质

中医体质差异对肥胖的影响存在明显差异性。研究证实，在九大体质中易致肥胖的主要是气虚质、痰湿质和阳虚质，痰湿质和气虚质发生肥胖的风险是平和质的 4.34 倍和 1.60 倍。超重肥胖比例最高的三种体质为痰湿质、气虚质、湿热质。本节主要介绍气虚质肥胖、痰湿质肥胖、阳虚质肥胖、湿热质肥胖四种常见体质的临床表现及其体重管理策略。

（一）气虚质

1. 基本概念

《难经·八难》云："气者，人之根本也。"沈金鳌在《杂病源流犀烛》中提道："人之肥者气必虚。"清代《石室秘录》云："肥人多痰，乃气虚也，虚则气不运行，故痰生之。"《丹溪心法》亦云："肥白之人，沉困怠惰是气虚。"从常见的中医体质角度分析，气虚型肥胖体质多属于疾病前状态，具有双向可调性，应始终坚持将"未病先防，既病防变"之精神可贯穿于气虚型肥胖人群体重管理，对处于气虚质的肥胖人群早关注、早预防和早干预显得极其重要。

2. 体质特征

气虚质多以元气不足，以气息低弱、脏腑功能状态低下为主要特征的体质状态。气虚质肥胖多见身体肥胖、气短懒言、语音低怯、精神不振、肢体容易疲乏、易出汗、动则诸症加重。

3. 调理方法

（1）起居调理　务必保持充足睡眠、不熬夜，尤其在夏日中午应适当休息，平时注意保暖，保证每日早餐的营养也很关键。

（2）运动调理　推荐以八段锦、太极拳、易筋经等传统功法为主的柔缓运动，注意微汗为度，运动应循序渐进。

（3）饮食调理

1）选用入脾胃经、具有健脾补气功效的温性食材，如粳米、南瓜、香菇、山药、莲子、茯苓、桂圆、荔枝、樱桃、牛肉、鸡肉、鲤鱼、鲫鱼等。

2）少食性质偏凉或寒的食材，如绿豆、冬瓜、苦瓜、西瓜、柚子等不宜多食。

（4）经络调理

1）针刺法：取穴气海、关元，根据虚实，采用虚实补泻手法。

2）穴位按摩：常按摩任脉气海、中脘穴，胃经足三里穴。

（5）药膳调理

1）山药冬瓜汤

原料：山药 250g，冬瓜 125g。

制法：山药、冬瓜去皮，洗干净切碎放入锅内，加水 500mL，用武火烧沸后改用文火，煮 10 分钟，再加少许盐和葱花即成。

2）山药薏苡仁粥

原料：山药 30g，薏苡仁 30g，莲子肉 15g，小米 100g，少许白糖。

制法：薏苡仁、莲子肉泡发，山药去皮切块碎，再将以上各药与小米共煮成粥，粥熟后，加白糖少许即可。

（二）阳虚质

1. 基本概念

《素问·生气通天论》曰："阳气者，若天与日，失其所则折寿而不彰。"郑钦安曾说："有阳则生，无阳则死。"阳气作为人体生命活动的原动力，人体的根本之气，人体的生理状态、人体的阴平阳秘只有在以阳为主导的前提下才能够维持，壮年之后，正气渐减，阳气渐耗，阴气渐盛，起居变衰，阳虚质肥胖虽多见于中老年，但因生活作息习惯和生活节奏的变化，年轻人也很多见。此类阳虚质人群失去阳气温煦，易致各种代谢产物堆积而至肥胖。

2. 体质特征

阳虚质是以畏寒肢冷及脏腑功能减退等虚寒表现为特征的体质状态。阳虚质所致的肥胖多以脾肾阳虚型常见，气损及阳、脾肾阳气受累、气化温煦失职，水液等代谢产物在体内蕴积日久而发为肥胖，此类肥胖人群临床可见形体肥胖，易于疲劳，并有四肢不温甚或形寒肢冷，喜食热饮，小便清长，舌淡胖，苔薄白，脉沉细。

3. 调理方法

（1）起居调理　阳虚质肥胖者在生活起居方面，宜早睡、早起、多锻炼，避免寒冷刺激，多进行阳光下的运动，皆以培补阳气为宜。

（2）运动调理　推荐以太极拳为主要运动项目。

（3）饮食调理

1）选用入肾经、具有补脾肾功效的温性食材，如山药、板栗、芡实、枸杞子、桑椹、樱桃、桂圆、白果、核桃、黑芝麻、羊肉、鸽蛋、鸽肉、海参、枸杞菜、银耳等。

2）忌食生冷的海鲜及瓜果，如荸荠、柿子、生萝卜、生黄瓜、西瓜、甜瓜等寒凉之品。

（4）经络调理

1）艾灸法：常灸关元、气海、命门、中脘，对于灸法的选择，可选择热敏灸、脐灸、壮医药线点灸、灵龟八法开穴灸等以提高人体阳气。

2）针刺法：取穴任脉督脉、命门、肾俞、腰俞、腰阳关、太溪、气海、中脘穴、中极、足三里、三阴交、多用补法，可合用温针灸。

3）耳穴压豆：肾、心、肝、脾、神门、皮质下和交感。对于脾肾阳虚型肥胖并发高脂血症患者，以及脾肾阳虚型更年期伴发肥胖人群，可使用耳针埋压联合温针灸。

（5）药膳调理

1）当归生姜羊肉汤

原料：当归20g，生姜30g，羊肉500g，黄酒、食盐等调味品适量。

制法：当归洗净，用清水浸软，切片备用，生姜洗净，切片备用，羊肉剔去筋膜，放入开水锅中略烫，除去血水后捞出，切片备用，当归、生姜、羊肉一同放入砂锅中，加入清水、黄酒烧沸后撇去浮沫，加入食盐等调味品，改小火炖至羊肉熟烂即可。

2）虫草炖老鸭

原料：冬虫夏草15g，老雄鸭1只。

制法：雄鸭去毛，去内脏洗净，砍开鸭头，插入虫草5根，其余虫草放入鸭腹内，加清水适量，放入瓦盅内隔水炖熟。

（三）痰湿质

1. 基本概念

痰湿质是与肥胖正相关性最强的偏颇体质。提到肥胖，就避不开痰湿，中医学认为痰湿既是肥胖的病理产物，也是导致病情愈发加重的致病因素。

2. 体质特征

临床中痰湿质肥胖人群除形体肥胖外，常兼见身体沉重，肢体困倦，脘痞胸满，头晕，胸闷，身重不爽，口干不欲饮，喜卧懒动，苔白腻，舌胖，脉滑。

3. 调理方法

（1）起居调理　合理作息，保持居室干燥。

（2）运动调理　以快步走、慢跑、羽毛球为主要运动项目。

（3）饮食调理　以化湿运脾为原则，多选择具有燥湿健脾、利水渗湿功效的食材，如赤小豆、绿豆、薏苡仁、白扁豆、荷叶、冬瓜、茯苓等。忌食荤腥油腻及大枣、糯米、百合、银耳、阿胶等助湿生痰之品。控制糖类的摄入。

（4）经络调理

1）针刺法：取穴丰隆、阴陵泉、足三里、解溪，采用虚实补泻手法。

2）穴位按摩：选取三焦经支沟穴、胃经水道、丰隆穴、阴陵泉、上巨虚。

（5）药膳调理

1）红烧冬瓜

原料：冬瓜 500g。

制法：冬瓜去皮、洗净，切成块，锅内加油烧热，下入葱、姜，再投入冬瓜、酱油、味精、高汤，开后转微火烧，冬瓜快烂时勾芡，淋上葱油搅匀即成。

2）绿豆荷叶粥

原料：粳米 50g，绿豆 100g，荷叶 30g。

制法：绿豆洗净，用温水浸泡 2 小时，粳米淘洗干净，用冷水浸泡半小时，捞出，沥干水分，鲜荷叶洗干净，取锅加入冷水、绿豆，先用旺火煮沸，改用小火煮至半熟，加入荷叶、粳米，续煮至米烂豆熟，去除荷叶，以冰糖调好味，即可盛起食用。

3）扁豆茯苓粥

原料：白茯苓 10g，陈皮 10g，甘草 5g，莲子 20g，扁豆 30g，粳米 30g。

制法：先将白茯苓和陈皮、甘草熬水，去渣后再加入泡好的莲子、扁豆和粳米一起熬粥，以莲子和扁豆软烂为度，可另加少许白糖调味。

（四）湿热质

1. 基本概念

湿性黏滞，若与热合，如油和面，难解难分，湿和热狼狈为奸是常态，湿邪停留日久可郁而化热，热灼津液可炼化为痰。现今人们多五谷杂粮不分，嗜食肥甘厚腻无度，以及温室效应等自然环境的改变，导致临床上以湿热为主要病机的疾病发病广泛，肥胖也不例外，"膏粱之变，足生大丁"，《素问·奇病论》指出："必数食甘美而多肥也。"脾虚日久则内生痰湿，日久化热，湿热内阻，肥胖人群常可见胃肠湿热之证，湿热质是易于发生腹型肥胖的体质类型，湿热质人群常喜食肥甘厚味或长期饮酒，热量摄入过多，本就易导致肥胖，加之脾气虚，无力运化，脂肪堆积在体内与湿热互结，进而陷入"湿邪困脾 – 脾虚难以化湿"的恶性循环，引发和加重肥胖。

2. 体质特征

湿热型肥胖其主要临床表现有体倦乏力，头身困重，胸脘痞闷，消谷善饥，尿短而赤，口苦黏腻，苔黄腻，脉弦滑或濡数。

3. 调理方法

（1）起居调理　避免居住在低洼潮湿的地方，居住环境宜干燥、通风；不要熬夜，不要过于劳累；盛夏暑湿较重的季节，减少户外活动的时间；保持充足而有规律的睡眠。

（2）运动调理　快走是一种可行而安全的运动处方，减少静坐的时间，也可在静态生活间穿插一些做操或劳动等体力活动。

（3）饮食调理　饮食应以清热利湿、理气消脂为原则，如绿豆、薏苡仁、苦瓜、黄瓜、苦菜、丝瓜、莲藕、生菜、绿豆芽、萝卜、茄子、梨、柚子、西瓜、草莓、西芹、菠菜、荠菜、马齿苋、蘑菇、玫瑰花、菊花、决明子、茵陈等。忌食温热性食物，如辛辣之品包括辣椒、花椒、洋葱、大蒜、芥末、胡椒、生姜等，避免荤腥油腻、肥甘厚味之品。

（4）经络调理

1）针刺法：取穴小海、曲池、前谷、下巨虚、支沟、阴陵泉等穴位，针法多以捻转提等泻法为主。

2）穴位按摩：常按摩曲池、足三里等穴。

（5）药膳调理

1）凉拌苦瓜

原料：苦瓜500g，熟植物油9g，酱油10g，豆瓣酱20g，精盐2g，辣椒丝25g，蒜泥5g。

制法：将苦瓜一剖两半，去瓤洗净后切1cm的条，在沸水中烫一下放入凉开水中浸凉捞出，将苦瓜条加辣椒丝和精盐后控出水分，然后放入凉开水中浸凉捞出，放入酱油、豆瓣酱、蒜泥和熟油拌匀即可。

2）木耳胡萝卜炒莲藕

原料：莲藕1根，胡萝卜半根，木耳2朵，百合1个，香芹1根，蒜、盐少许，水淀粉适量。

制法：将木耳用冷水泡发，洗净，撕成小朵；百合去掉褐色部分，掰成小瓣，洗净备用；将莲藕去皮，切成薄片；胡萝卜洗净切片；西芹去叶洗净，切成小段；蒜切片，焯水，锅中加适量水煮沸，加少许油和盐。依次放入胡萝卜、木耳、西芹、莲藕、百合，迅速焯烫一下；捞出过凉水，滤干。锅中放少许油，待油七成热时，放蒜片炒香；将所有材料一起放入锅中，快速翻炒2分钟，加少许盐调味，加适量水淀粉勾芡即可。注意放入食材的顺序，焯水要快，1分钟即可。除莲藕外，这道菜的食材还可以用山药、荸荠、荷兰豆等替换。

第二节　肥胖与疾病

随着社会经济的发展，人民生活水平的提高，伴随而来的营养过剩人群也在逐渐增加，肥胖症问题正日益凸显。《中国居民与营养慢性病状况报告》（2020年版）指出：城乡各年龄组人口超重及肥胖率持续上升，超过一半的成年居民患有超重或肥胖。肥胖症是一种由遗传和环境等多种因素引起的慢性代谢性疾病，是诱发心血管病、糖尿病、癌症等多种慢性疾病的重要危险因素，严重影响患者的身体健康。同时，肥胖症还会对患者的心理健康造成危害，导致抑郁症、贪食症、焦虑症等多种心理疾病的发生。因此，积极开展体重管理有助于预防和控制肥胖及其有关疾病的发生、改善健康状况、延长积极的生命期限和提高人群生活质量。本节主要介绍高血压、糖尿病、高脂血症、脂肪肝、代谢综合征、多囊卵巢综合征六种常见慢性病与肥胖相关的影响以及体重管理策略。

一、高血压

肥胖是高血压的危险因素之一，BMI 越大，发生高血压的概率越高。数据表明，BMI > 30 的肥胖个体高血压患病率为 42.5%，而 BMI < 23 个体患病率为 15.3%；因肥胖人群受不良人体代谢的影响，其患心脏病、脑血管疾病、外周血管疾病、肾脏疾病、2 型糖尿病等高血压相关疾病的风险也较正常人群大大增加。肥胖人群的血压监测与高血压诊断往往因此类患者难以准确测量血压而复杂化。此外，肥胖与高血压相关的复杂病理生理机制也成为此类患者治疗的挑战。高血压属于中医学"头痛""眩晕"范畴。中医学认为，引起高血压的原因是由于人体的阴阳平衡失调，而导致的心肝阳亢，或者肝肾阴虚，两者互为因果。做好这类患者的体重管理，有助于帮助其改善肥胖状态。通过有效的体重管理，能够为高血压的防治提供新方法。

肥胖引起高血压的机制十分复杂，肾脏、神经系统、血管内皮功能异常、脂肪病变等均发挥了重要作用。与肥胖相关高血压的主要病理生理机制包括胰岛素抵抗、炎症反应、氧化应激反应、脂肪因子（如脂联素和瘦素）失衡、交感神经系统和肾素 – 血管紧张素 – 醛固酮系统（RAAS）过度激活等因素。上述因素通过不同的病理生理过程作用于心血管系统，导致血压的升高，但是具体的作用机制目前仍然未能完全阐明。

（一）诊断标准

1. 相关检查

在安静未使用抗高血压药物的情况下，非同日 3 次静息血压（静坐 5 ~ 15 分钟）测量后，收缩压 ≥ 140mmHg，舒张压 ≥ 90mmHg。

2. 症状

可无症状，也可有头晕、眼花、头痛、忆力衰退、神疲乏力等一般症状。

3. 病史

其他继发性高血压，如肾脏疾病、大动脉炎、内分泌疾病、嗜铬细胞瘤、睡眠呼吸暂停综合征、妊娠等。

（二）体重管理措施

1. 起居调摄

注意劳逸结合，避免熬夜。保持轻松愉快的心情，避免情绪紧张。起床前，建议先平躺2分钟再缓慢起床，以免骤然体位变化导致血压上升过快，脑部供血不足，引起头晕现象。

2. 运动调摄

平时适宜开展的运动有快步走、广播操、游泳、瑜伽、舞蹈、健美操、广场舞、太极拳（剑）、乒乓球、羽毛球等有氧运动。需注意最好晨起服降压药物，在运动之前测量血压。运动前若血压高，则服降压药后1小时复测血压。不提倡剧烈运动。

3. 饮食调摄

减少钠盐摄入，增加钾的摄入。合理膳食，降低人群高血压的发病风险。建议高血压患者饮食以水果、蔬菜、低脂奶制品、富含食用纤维的全谷物、植物来源的蛋白质为主，减少饱和脂肪和胆固醇摄入。过量饮酒显著增加高血压的发病风险，且风险随着饮酒量的增加而升高，限制饮酒可使血压降低。建议高血压患者不饮酒。

4. 经络调理

（1）针刺疗法　主穴百会、曲池、合谷、太冲、三阴交。肝火上炎，加风池、行间；痰湿内阻，加丰隆、足三里；瘀血内阻，加血海、膈俞；阴虚阳亢，加太溪、肝俞；阴阳两虚，加关元、肾俞。实证针用泻法，虚证针用补法。

（2）耳针疗法　取穴皮质下、降压沟、脑、心、肾、神门、交感、肝、内分泌、眼、心。每次选取3～4穴，毫针轻刺激或王不留行子贴压，每日1次，两耳交替。

5. 药膳调理

（1）荷金米粥

原料：荷叶1张，郁金15g，白米100g，冰糖适量。

制法：荷叶、郁金一起煎成药汁后去渣，接着跟白米、冰糖一起煮成粥即可。功效：理气活血，改善高血压，适宜于气滞血瘀者。

（2）瓜蒌药膳粥

原料：瓜蒌、薤白各15g，天麻10g，白米100g，冰糖适量。

制法：先煎瓜蒌、薤白、天麻，去渣取汁，然后用药汁将白米煮成粥，再用冰糖调味。

功效：理气化浊，潜阳平肝，适宜于痰浊中阻者。

（3）桃杞药膳汤

原料：核桃肉15g，枸杞子30g，天麻15g。

制法：煎成药汤。

功效：滋补肝肾，平息阳亢，适宜于肝肾阴虚者。

（4）清肝雪羹汤

原料：天麻 6g，钩藤 12g，鲜芹菜 60g，海蜇 120g，马蹄 260g，盐少许。

制法：在准备的材料中添加 1500mL 的清水，煎煮至水量为 250mL 即可。

功效：要降肝火，清热镇静，适宜于肝火上升、肝阳偏亢者。

6. 中医辨证调治

（1）肝阳上亢证

证候：头晕胀痛，面红目赤，目胀耳鸣，急躁易怒，失眠多梦，尿黄便秘，舌红，苔黄，脉弦数有力。

治法：平肝潜阳，清火息风。

方药：羚羊角汤［羚羊角骨（先煎）15g，石决明（先煎）30g，龟甲（先煎）20g，钩藤 20g，夏枯草、牛膝、菊花各 12g，白芍、牡丹皮各 15g，生地黄、酸枣仁各 18g，甘草 6g。如无羚羊角骨，用山羊角 25g 代替］。

（2）阴虚阳亢证

证候：头晕头痛，耳鸣眼花，失眠多梦，腰膝酸软，五心烦热，舌红，苔少，脉弦细数。

治法：滋阴潜阳，平肝息风。

方药：天麻钩藤饮加减［天麻、牛膝、黄芩、栀子各 12g，钩藤 18g，石决明（先煎）30g，杜仲 20g，白芍、茯苓、生地黄各 15g，夜交藤 25g，甘草 6g］。

（3）肝肾阴虚证

证候：头晕目眩，双目干涩，五心烦热，腰腿酸软，口干欲饮，失眠或入睡易醒，尿黄，便干，舌红，苔少，脉弦细数。

治法：滋肾养肝。

方药：杞菊地黄汤加减（枸杞子、生地黄、牡丹皮、茯苓、山药各 15g，菊花、山茱萸、泽泻各 12g，杜仲 20g，酸枣仁 18g，甘草 6g）。

（4）痰湿中阻证

证候：头晕头重，胸脘满闷，恶心欲呕，或有心悸时作，肢体麻木，胃纳不振，尿黄，便溏不爽，舌淡红，苔白腻，脉沉缓。

治法：健脾化湿，化痰息风。

方药：半夏白术天麻汤（法半夏 10g，白术 10g，天麻 10g，陈皮 10g，茯苓 10g，甘草 5g）。

（5）血脉瘀阻证

证候：痛经久不愈，位置不移，偏身麻木，心痛胸痹，面唇发绀，舌紫暗，脉弦涩。

治法：活血祛瘀，疏通血脉。

方药：血府逐瘀汤加减（桃仁 12g，红花、当归、牛膝、生地黄各 9g，川芎、桔梗各 4.5g，赤芍、枳壳、甘草各 6g，柴胡 3g）。

（6）阴阳两虚证

证候：头晕眼花，头痛耳鸣，心悸气短，腰酸腿软，失眠多梦，遗精阳痿，肢冷麻木，夜尿频数或少尿水肿，舌淡，苔白，脉弦细、尺弱。

治法：补肾养肝，益阴助阳。

方药：金匮肾气丸合二仙汤加减［熟地黄、山药、茯苓、淫羊藿各 15g，山茱萸、牡丹皮、泽泻各 12g，熟附子（先煎）5g，肉桂 1.5g，金樱子 30g，炙甘草 6g］。

二、糖尿病

随着人们生活方式的改变及人口老龄化的不断加剧，糖尿病和肥胖的患病率呈快速增长趋势。《中国 2 型糖尿病合并肥胖综合管理专家共识》指出：我国超重和肥胖人群中糖尿病患病率分别为 12.8% 和 18.5%；糖尿病患者中合并超重 / 肥胖的人群分别占 41.0% 和 24.3%。糖尿病属于中医学"消渴"范畴。中医学认为，饮食不节、情志失调、劳欲过度、素体虚弱等因素均可导致消渴。该病的病机特征是阴虚燥热，以阴虚为本，以燥热为标，两者互为因果。在治疗方面，针对肥胖合并糖尿病患者，需要降糖与控制体重并重，同时兼顾血压、血脂等多方面的管理，这样才能更好地预防糖尿病并发症的发生与发展，改善患者的生活质量。

糖尿病和肥胖的相互作用与瘦素和胰岛素相关。在糖尿病与肥胖的相互影响过程中，人体首先出现瘦素抵抗，结果是胰岛素分泌受到抑制，同时对胰岛素抵抗（IR）的调节能力下降，表现为在人体方面出现胰岛素抵抗和（或）高胰岛素血症，进而导致高血糖的症状。人体脂肪量与血浆中的胰岛素水平呈现正比。脂肪量的增加改变了胰岛素的分泌水平及人体组织对胰岛素的敏感性，最终导致血清胰岛素基础水平升高。另外，胰岛素的增加对人体脂肪瘦素的产生量具有显著的提高作用。在正常生理状态下，人体脂肪含量的信息通过胰岛素被细胞接收，其结果使胰腺分泌胰岛素量减少；而胰岛素又可通过其对脂肪细胞的营养作用和（或）直接刺激来提高瘦素分泌水平。

（一）诊断标准

1.相关检查 出现糖尿病典型症状并符合以下任何一个条件的患者，可以诊断为糖尿病：①一天中任意时间血糖 ≥ 11.1mmol/L。②空腹血糖水平 ≥ 7.0mmol/L。③口服葡萄糖耐量试验 2 小时血糖水平 ≥ 11.1mmol/L。测试血糖前应禁用糖皮质激素、噻嗪类利尿药、水杨酸制剂、口服避孕药等影响血糖的药物至少 3 ～ 7 天。

2.病史 除外在急性感染、外伤、手术或其他应激情况下测出以上血糖值者；既往有糖尿病史，目前正在使用降血糖药物者；其他内分泌疾病如甲状功能亢进症、肢端肥大症、皮质醇增多症等引起的继发性血糖升高，以及肝炎、肝硬化等肝脏疾病引起肝糖原储备减少所致的餐后血糖一过性升高者。

（二）体重管理措施

肥胖常使患者的血糖得不到有效控制。研究发现，肥胖糖尿病者经过 6 个月的减肥训练后，人体脂肪含量、血清瘦素和血糖水平显著下降。对于糖尿病伴有肥胖的患者，配合控制饮食、运动等减肥方法是有效的恢复和控制血糖的方法之一。然而，控制饮食要适度合理，多吃鱼、豆制品、蔬菜等，减少脂肪的摄取量。控制饮酒，尤其避免过量饮酒，饮酒伴高脂膳食的摄入会造成体内脂肪堆积，致使血糖不能得到有效控制。中青年是饮酒的高发人群，故中青年糖尿病患者应尽量避免饮酒，具体措施如下。

1. 起居调理

养成良好的生活习惯，规律起居，避免熬夜。

2. 运动调理

（1）运动治疗前进行医学评估，严格掌握适应证和禁忌证。

（2）根据病程、严重程度、并发症等，综合考虑年龄、家庭状况、运动习惯、文化背景等多种因素，制订个体化运动处方。运动处方应包括运动频率、运动强度、运动时间、运动类型和运动量五大要素。

（3）注意事项：运动前、后监测血糖以预防低血糖，关键是自我监测与医师指导。如运动前血糖 < 4.2mmol/L 或有低血糖反应，应降低降糖药物的使用剂量。2 型糖尿病合并肥胖人群，运动时应注意预防关节疼痛和不适。

3. 饮食调理

控制总能量，并根据患者身高、体重、性别、年龄、活动量、应激状况等调整饮食方案。不推荐长期 < 800kcal/d 的低能量膳食，要培养营养均衡的膳食习惯。

4. 情志调理

肥胖和糖尿病的共存使其治疗变得更为复杂。肥胖和糖尿病的双重压力将进一步加重患者的心理负担。对于肥胖或超重的糖尿病患者应该加强心理干预，通过专业心理医生或糖尿病专科医生的心理指导，帮助患者循序渐进地改善生活方式，建立自信。降低体重不仅会减轻患者的心理障碍，而且更容易使很多患者从减肥和运动中再次获得自信，提高生活满意度。

5. 经络调理

（1）针灸疗法　糖尿病患者进行针法治疗时要严格消毒，一般慎用灸法，以免引起烧灼伤。针法调节血糖的常用处方：①上消（肺热津伤）处方：肺俞、脾俞、胃俞、尺泽、曲池、廉泉、承浆、足三里、三阴交；配穴：烦渴、口干，加金津、玉液。②中消（胃热炽盛）处方：脾俞、胃俞、胰俞、足三里、三阴交、内庭、中脘、阴陵泉、曲池、合谷；配穴：大便秘结，加天枢、支沟。③下消（肾阴亏虚）处方：肾俞、关元、三阴交、太溪；配穴：视物模糊，加太冲、光明。④下消（阴阳两虚）处方：气海、关元、肾俞、命门、三阴交、太溪、复溜。

（2）耳针疗法　耳针、耳穴贴压，以内分泌、肾上腺等穴位为主。耳针疗法取内分泌、肾上腺、三焦、肾、神门、心、肝。配穴：偏上消，加肺、渴点；偏中消，加脾、胃；偏下消，加膀胱。

（3）按摩　肥胖或超重糖尿病患者，可腹部按摩中脘、水分、气海、关元、天枢、水道等。点穴减肥，常取合谷、内关、足三里、三阴交，也可推拿面颈部、胸背部、臀部、四肢等部位，并配合摩、揿、揉、按、捏、拿、合、分、轻拍等手法。

6. 药膳调理

（1）葛根粉粥

原料：粳米 100g，葛根粉 50g。

制法：锅中加入粳米熬煮成粥，再加入葛根粉，熬制软烂。

功效：滋阴清热。

（2）山药山楂花粉肉饼

原料：山药粉、焦山楂和天花粉各 30g，瘦肉 50g。

制法：将山楂煮水取汁，山药粉、天花粉与瘦肉加适量调料制作成肉饼，入锅蒸 20 分钟。

功效：益气养阴，健脾开胃，补虚润燥，活血化瘀。

（3）鸡血藤红糖鸡蛋汤

原料：鸡血藤 50g，鸡蛋 2 个，红糖适量。

制法：锅中加入鸡血藤和鸡蛋，鸡蛋煮熟后捞出，去除鸡蛋壳，加入汤中煮到汤汁浓稠，再加入红糖。

功效：活血补血，舒筋活络。

（4）黄芪炖鳖肉

原料：生黄芪 20g（包煎），鳖肉 400g。

制法：同炖，酱油佐味，饮汤食肉。

功效：降糖，益气实胃，补阴。

（5）泥鳅山药黄芪汤

原料：活泥鳅 250g，山药 50g，黄芪饮片 30g。

制法：锅中放入泥鳅沸水煮去杂质，加入山药、黄芪，放入适量的盐、葱、姜等调料，煮至软烂。

功效：温补气血，补虚止渴，降血糖。

7. 中医辨证调治

（1）痰（湿）热互结证

证候：形体肥胖，腹部胀大，口干口渴，喜冷饮，饮水量多，脘腹胀满，易饥多食，心烦口苦，大便干结，小便色黄，舌质淡红，苔黄腻，脉弦滑。

治法：清热化痰。

方药：小陷胸汤加减（瓜蒌 20g，半夏 12g，黄连 6g）。

（2）热盛伤津证

证候：口干咽燥，渴喜冷饮，易饥多食，尿频量多，心烦易怒口苦，溲赤便秘，舌干红，苔黄燥，脉细数。

治法：清热生津止渴。

方药：消渴方加减（天花粉末 10g，黄连末 6g，牛乳 30mL，生地黄汁 50mL，藕汁 50mL，姜汁 10mL，蜂蜜 5mL）。

（3）气阴两虚证

证候：咽干口燥，口渴多饮，神疲乏力，气短懒言，形体消瘦，腰膝酸软，自汗盗汗，五心烦热，心悸失眠，舌红少津，苔薄白干或少苔，脉弦细数。

治法：益气养阴。

方药：玉泉丸或玉液汤加减（天花粉、葛根各 45g，麦冬、人参、茯苓、乌梅、黄芪、甘草各 30g）。

三、高脂血症

高脂血症是由于全身脂肪代谢或运行异常，使得血浆中胆固醇（TC）、甘油三酯（TG）、低密度脂蛋白胆固醇（LDL–C）升高，或高密度脂蛋白胆固醇（HDL–C）水平下降的一种代谢性疾病。近年来，随着人们物质生活水平的提高、生活方式的改变，高脂血症的发生率呈逐年上升的趋势，肥胖人群的身体组织对游离脂肪酸的动员和利用减少，导致血液中的脂肪含量升高。肥胖者进食过多的碳水化合物，血浆甘油三酯水平增高会更明显，肥胖者餐后血浆乳糜微粒澄清时间较长，血中胆固醇水平亦会升高。血液中甘油三酯和胆固醇升高的水平与肥胖程度呈正比。肥胖是导致高血脂、高血压、高血糖、心脑血管疾病等多种慢性非传染性疾病的重要危险因素。心脑血管疾病严重威胁我国人群健康，已位居我国死亡原因首位，而降低血脂是预防冠心病的重要举措。

高脂血症属于中医学"痰证""虚损""胸痹""眩晕"等范畴。中医药治疗高脂血症具有效果好、副作用小、服用方便等特点。超重和肥胖是诱发高脂血症的重要危险因素，BMI、腰围/臀围比值越高者，发生高脂血症的概率会与会越高。因此，对超重或肥胖型高脂血症患者进行有效的体重管理，有助于患者控制血脂、预防或延缓并发症的发生和发展，能够为高脂血症的防治提供新的思路。

（一）诊断标准

1. 相关检查。正常饮食情况下在 1 周内 2 次检测患者血脂水平（禁食 12 小时），若符合以下 4 项中的 1 项或多项即可诊断：① TC ≥ 5.2mmol/L。② TG ≥ 1.7mmol/L。③ HDL–C < 1.0mmol/L。④ LDL–C ≥ 3.4mmol/L。

2. 可以没有不适感，也可以出现胸腹憋闷、肢体麻木、走路时步履沉重、头部昏眩晕痛、心悸怔忡等不适感。

3. 除外继发性高脂血症如肾病综合征、甲状腺功能减低症、痛风、急性或慢性肝病、糖尿病等所致的高脂血症和由药物（吩噻嗪类、β 受体阻滞剂、肾上腺皮质类固醇及某些避孕药等）引起的高脂血症；以及正在使用肝素、甲状腺素干预或其他影响血脂代谢药物者及近 1 周内曾服用其他降血脂药者。

（二）体重管理措施

1. 起居调理

绝对戒烟；可适量饮低度酒，但每日饮酒以少于 25g 为宜，禁饮烈性酒；忌饮咖啡，提倡适量饮茶；避免精神紧张，避免用不健康的心理应付应激状态。

2. 运动调理

一般宜采用中等强度的、长时间的、大肌群参与的运动，如步行、骑自行车、游泳、慢跑、非竞赛的小球类活动，以运动中不感到疲劳气短为度。

3. 饮食调理

饮食宜清淡，保持热量处于均衡水平，不偏食，禁忌暴饮暴食。高脂血症的饮食宜选用低脂、低热量、高纤维素的食物。宜限制高脂肪、高胆固醇类食物的摄取，如动物内脏、蛋黄、黄油、螃蟹、鹌鹑蛋等。多吃水果蔬菜和薯类，各种品种所含的营养素不尽相同，深色蔬菜和水果的维生素含量高于浅色蔬果，如猕猴桃、野刺梨、沙棘、鲜枣等都是维生素及胡萝卜素的主要来源。提倡适量饮茶，避免饮酒。高脂血症患者应选择的烹饪方法有蒸、煮、炖、凉拌等，不宜采用爆炒、油炸等方法。

4. 经络调理

体针和耳针，主要取穴为胃经和脾经穴；临床常用降脂穴位一般多取内关、合谷、太冲、阳陵泉、涌泉、公孙、三阴交、太白、足三里、丰隆、肺俞、厥阴俞、心俞、中脘、曲池等，选用穴位一般在 3 个以上。手法多采用平补平泻法。

5. 药膳调理

（1）素烩三菇

原料：冬菇、蘑菇、草菇各 25g，嫩玉米笋片 50g，鲜汤适量，粉芡、调料各少许。

制法：将冬菇、蘑菇、草菇入清水泡发，洗净，入油锅煸炒，然后加入鲜汤、嫩玉米笋片同煮，待熟后再加入粉芡和调料（盐、味精等），翻炒片刻即可。

功效：降脂降压，防癌。

（2）三七首乌粥

原料：三七 5g，制何首乌 10g，大米 100g，红枣 2 枚，白糖适量。

制法：将三七、制何首乌洗净，放入砂锅内煎取浓汁；将大米、红枣、白糖放入砂锅中，加水适量，先煮成稀粥，然后放入药汁，轻轻搅匀，文火烧至翻滚，见粥汤稠黏停火，盖紧焖 5 分钟即可。

功效：强心、降脂、降压

（3）双耳炒豆腐

原料：木耳 15g，优质鲜豆腐 300 ～ 500g，银耳 15g，鲜肉汤适量，豆腐乳、胡椒粉、香菜、油、食盐、味精各少许。

制法：将木耳、银耳加入清水泡发，洗净，去杂质，在油锅中略爆炒；香菜洗净切碎，将豆腐洗净并切成小块，放入油锅与豆腐乳煎炒，然后加入木耳、银耳、鲜汤、香菜、胡椒粉、盐及味精，煮透即可。

功效：滋补气血，降血脂，降血压。

6. 中医辨证调治

（1）痰湿内阻型

证候：平素嗜食肥甘，久坐多卧，形体肥胖，头晕头重，胸脘痞闷，肢体沉重，舌胖大，舌苔白腻，脉濡。

治法：芳香化湿，健脾，祛痰降浊。

方药：三仁汤合温胆汤加减（党参 10g，苍术 10g，白术 10g，厚朴 10g，陈皮 10g，藿香 10g，茯苓 10g，薏苡仁 10g，白豆蔻 10g，杏仁 5g，泽泻 10g）。

（2）肝火痰湿型

证候：素体肝火偏旺，头胀痛，急躁易怒，口干口苦，目赤心烦，舌质红，苔黄腻，脉弦滑数。

治法：平肝潜阳，清热化痰。

方药：天麻钩藤饮合清气化痰丸加减（天麻 10g，生地黄 15g，钩藤 15g，石决明 15g，珍珠母 15g，栀子 10g，牡丹皮 10g，黄芩 10g，胆南星 10g，贝母 10g，大黄 10g，法半夏 10g，泽泻 10g，白芍 10g，竹茹 10g）。

（3）痰瘀互阻型

证候：眩晕，头重如裹，或伴头痛，胸闷、恶心，形胖，食少多寐，舌暗，苔腻，脉滑或涩。

治法：行气化痰，活血化瘀。

方药：血府逐瘀汤合栝蒌薤白半夏汤（柴胡 10g，半夏 10g，厚朴 10g，茯苓 10g，栝蒌 10g，薤白 10g，枳实 10g，桂枝 10g，当归 15g，干姜 10g，川芎 10g，赤芍 10g，桃仁 10g，红花 5g，牛膝 10g，甘草 5g）。

四、脂肪肝

正常的肝脏含脂肪约为 5%，当肝内脂肪含量大量增加、肝细胞内出现大量脂肪颗粒时称为脂肪肝。脂肪肝是由中性脂肪在肝内过多蓄积所致，发生率与脂肪含量升高密切相关，把体重控制在正常范围会大大减少脂肪肝的患病率。肥胖是引发脂肪肝的重要因素。肥胖导致脂肪肝的病理生理基础是由于肥胖者体内脂肪组织增多，脂肪酸和游离脂肪酸释出，肝脏脂肪氧化磷酸化和脂肪酸氧化受损，使脂肪酸分解下降，甘油三酯合成增多并积聚在肝脏形成脂肪肝。脂肪肝属于中医学"积证""积聚""痰浊"等范畴。因此，对肥胖型脂肪肝患者进行有效的体重管理，有助于患者恢复肝脏功能，为脂肪肝的防治提供新思路。

（一）判断依据

1. 脂肪肝诊断标准：超声下肝脏增大，轮廓饱满，肝实质回声密集，光点明亮或呈云雾状；肝脏前场回声增强、远场回声衰减，以及肝内管道结构显示不清楚等。

2. 可无明显自觉症状，患者常在体检时发现脂肪肝，或伴有食欲不振、腹部不适、乏力等轻微症状。

（二）调理方法

大多数脂肪肝患者无明显的临床症状，但若不加以预防，长期肝内脂肪蓄积会促使肝纤维化的发生，直至肝硬化甚至会因肝功能衰竭而死亡。脂肪肝是一种常见的可逆性疾病。为减少脂肪肝的发生、提高人群健康水平，要采取强有力的措施，同时做到早发现、早诊断、早预防、早治疗，并定期进行健康体检。

1. 起居调理

培养良好的生活习惯，避免久坐不动，改善消化功能和睡眠质量。

2. 运动调理

运动可以消耗血糖，减少体内脂肪蓄积，增加全身肌肉组织尤其是骨骼肌和肝脏对胰岛素的敏感性，改善人体的代谢功能。肥胖性脂肪肝患者宜进行中等量有氧运动

（如骑自行车、快走、游泳、跳舞等），每周4次以上，累计时间150～250分钟。每周进行2次轻中度阻力性肌肉运动（如举哑铃、俯卧撑等）。运动量要循序渐进，从轻度开始，逐渐加大运动量，运动锻炼要足量、要坚持。对于老年和有心肺疾病的患者，建议运动前先至医院相关专科进行健康评估。

3. 饮食调理

（1）合理分配食物种类，有效控制食物总能量，主食类宜选择低糖、低淀粉类碳水化合物，特别是富含淀粉、膳食纤维、维生素和矿物质的杂粮及全谷类食品，严格控制脂肪的摄入量，可食用植物油如豆油、花生油、菜籽油等含不饱和脂肪酸多的油脂，但每天食用油量不超过25g，少食动物内脏。

（2）每日进食充足的蔬菜和适量水果，补充足够的维生素和矿物质，可多吃含糖量少的蔬菜、水果如苦瓜、番茄、黄瓜、猕猴桃、火龙果等。

（3）高纤维与低盐饮食：高纤维素（粗粮、芹菜、韭菜、燕麦）可以降低血脂，限制食盐摄入量，每日应少于5g。

（4）限制饮酒：严重酗酒可诱发广泛肝细胞坏死甚至肝功能衰竭。导致酒精性脂肪肝、酒精性肝硬化等。因此，脂肪肝的预防及健康管理提倡限酒是十分必要的。

4. 经络调理

（1）针灸疗法　一般取穴丰隆、足三里、太冲、肝俞、三阴交等，根据患者的情况，采取不同手法及方式，或补或泻，或针或灸，或采用其他穴位刺激法。

（2）穴位埋线疗法　可选取中脘、气海、天枢、脾俞、肝俞、太冲、丰隆、足三里、三阴交等穴位，2周埋线1次。

5. 药膳调理

（1）玫瑰萝卜汤

原料：白萝卜、胡萝卜、青萝卜等量，玫瑰花少许。

制法：萝卜洗净，切成小块，加水煮至半熟，放入玫瑰花少许，煮熟，加盐和味精。空腹食用，每日1～2次。

功效：疏肝解郁、化痰散络，适宜于肝络瘀滞较严重，有肝区胀痛、嗳气不舒、体型肥胖的脂肪肝患者。

（2）荜茇鲤鱼汤

原料：荜茇5g，鲜鲤鱼1000g，川椒15g，生姜、香菜、料酒、葱、醋各适量。

制法：把荜茇、鲤鱼、葱、姜一同放入锅内，加水适量，武火烧开后用文火炖熬约40分钟，加入调料即可。

功效：利水，消肿，减肥。

（3）玉米须冬葵子赤豆汤

原料：鲜玉米须60g，冬葵子15g，赤小豆100g，白糖适量。

制法：玉米须、冬葵子水煎，去渣取汁，加入赤小豆煮熟。白糖调味，吃豆饮汤。每日 1 剂，分 2 次服食。

功效：适宜于形肥、苔腻或有水肿的水湿停滞型脂肪肝患者。

6. 中医辨证调治

（1）肝郁脾虚证

证候：右胸胁胀满或走窜作痛，每因烦恼郁怒诱发，腹胀便溏，腹痛欲泻，倦怠乏力，抑郁烦闷，时欲太息，舌淡，边有齿痕，苔薄白或腻，脉弦或弦细。

治法：疏肝健脾。

方药：逍遥散加减（柴胡、白术、白芍、当归、茯苓各 9g，薄荷 3g，生姜、炙甘草各 6g）。

（2）湿浊内停证

证候：右胸胁不适或胀闷，形体肥胖，周身困重，倦怠乏力，胸脘痞闷，头晕恶心，食欲不振，舌淡红，苔白腻，脉弦滑。

治法：祛湿化浊。

方药：胃苓汤加减（泽泻 15g，苍术、猪苓、茯苓、厚朴、白术各 9g，桂枝、陈皮各 6g，炙甘草 3g）。

（3）湿热蕴结证

证候：右胸胁胀痛，口黏或口干口苦，胸脘痞满，周身困重，食少纳呆，舌质红，苔黄腻，脉濡数或滑数。

治法：清热化湿。

方药：三仁汤合茵陈五苓散加减（泽泻、杏仁、茵陈各 15g，生薏苡仁、滑石各 18g，厚朴、白蔻仁、通草各 6g，制半夏、茯苓、猪苓、白术各 9g，生甘草 3g）。

（4）痰瘀互结证

证候：右胁下痞块，右胸胁刺痛，纳呆厌油，胸脘痞闷，面色晦滞，舌淡暗，边有瘀斑，苔腻，脉弦滑或涩。

治法：活血化瘀，祛痰散结。

方药：血府逐瘀汤合二陈汤加减（陈皮 15g，桃仁、制半夏各 12g，红花、茯苓、当归各 9g，柴胡 3g，枳壳、桔梗、赤芍、川芎、甘草各 6g，生地黄、牛膝各 9g）。

五、代谢综合征

代谢综合征（metabolic syndrome，MS）是指人体的蛋白质、脂肪、碳水化合物等物质发生代谢紊乱的病理状态，是一组复杂的代谢紊乱症候群，是导致糖尿病、心脑血管疾病等的危险因素，主要表现为糖耐量异常、血脂紊乱、高血压、肥胖等。近年来，代谢综合征的发病率呈现逐年升高的趋势。然而该病的发病原因目前尚未完全明确。但大量的研究表明，代谢综合征发病的原因可能与遗传因素、环境因素等有关。代谢综合征属于中医学"眩晕""消渴""湿阻""痰饮"等范畴。肥胖不仅是糖尿病、心脑血管疾病、癌症等的重要危险因素，还可导致代谢综合征及相关疾病的发生。代谢综合征肥胖人群若未能及时接受有效的治疗，可增加发生心脑血管疾病的风险，从而增加对其进行治疗的难度。以往，临床上常对代谢综合征肥胖人群进行体重管理。临床实践证实，对代谢综合征肥胖人群进行体重管理的临床效果虽较好，但治疗的周期较长，要有坚定的体重控制信念。

（一）判断依据

1. 诊断标准：①超重和（或）肥胖：BMI ≥ 25。②高血糖：空腹血糖 ≥ 6.1mmol/L，以及（或）餐后血糖 ≥ 7.8mmol/L，以及（或）已确诊为糖尿病并治疗者。③高血压：收缩压 / 舒张压 ≥ 140/90mmHg 及（或）已确认为高血压并治疗者；④血脂紊乱：TG ≥ 1.7mmol/L 及（或）HDL–C < 0.9mmol/L（男）或 < 1.0mmol/L（女）。具备以上 4 项组成成分中的 3 项或全部者即可诊断为代谢综合征。

2. 除外：①有运动功能障碍者。②不愿意主动接受健康教育者。③有严重心脑肝肾功能异常患者。④妊娠期和哺乳期妇女。⑤依从性差，不能坚持饮食、运动治疗的患者。

（二）调理方法

以改变不良生活方式为核心的基础治疗是改善、治疗代谢综合征的根本和首要措施。因此，体重管理成为治疗此类疾病的热点。

1. 起居调理

养成健康的生活方式，规律起居，避免熬夜。

2. 运动调理

（1）运动方式和运动强度　选择有氧运动，如行走、慢跑、游泳、骑自行车等，辅以适当的力量运动。有氧运动强度初始为 40% ～ 50% 最大心率，逐渐增加到 60% ～ 65% 最大心率。

（2）运动时间和频率　运动时间为每天运动 30 ～ 60 分钟，运动频率为每天 1 次。并辅以适量的力量和伸展运动（2 ～ 3 次 / 每周）。

3. 饮食调理

高糖、高脂饮食及过度饮食是 MS 发病的重要因素之一，因此应鼓励 MS 患者多吃粗粮、谷物、蔬菜。富含膳食纤维的食品可延缓食物吸收，有利于改善糖、脂肪代谢紊乱，并增加饱腹感。建议我国成年人膳食纤维的摄入量为 25 ～ 30g/d。每日碳水化合物供给量占总热量的 50% ～ 60%，成年人主食摄入量 250 ～ 400g/d，胆固醇摄入量 < 300mg/d，食盐摄入量 < 6g/d。

4. 情志调理

MS 患者应学会释放压力、放松心态、调节情绪、保持平和的心态，对预防代谢综合征具有重要意义。代谢综合征发病具有反复性、缓慢性的特点，甚至会导致迁延不愈的发生，对患者的情绪产生较大影响进而影响心理健康，病情加重。因此，需要对患者的心理状态进行评估，采用针对性的干预措施，消除心理负担，建立积极乐观的心态。

5. 经络调理

针灸取穴以脾胃两经穴位为主，如选取天枢（双侧）、中脘、下脘、大横（双侧）、带脉（双侧）、梁门（双侧）、气海、足三里（双侧），配穴：脾虚痰湿：丰隆（双侧），水分；胃火亢盛；曲池（双侧），内庭（双侧）；肝郁气滞：太冲（双侧），期门（双侧），隔日 1 次，每周 3 次，4 周为 1 个疗程，共 3 个疗程。

6. 药膳调理

（1）山楂荷叶茶

原料：山楂 300g，干荷叶 100g，薏苡仁 50g，甘草 30g。

制法：研末，分为 10 包，每日泡 1 包代茶饮。

功效：降脂，健脾，降血压，清心神。

（2）葛根山楂中药饮

原料：葛根 10g，焦山楂 10g。

制法：泡水代茶饮。

功效：调节血压、血脂、血糖。

（3）荷叶山药赤豆粥

原料：鲜荷叶 1 张，山药 30g，赤小豆 30g，粳米 50g。

制法：将鲜荷叶洗净，保持整张的完整性；将山药研成粉末，赤小豆淘洗净；先煮赤小豆、粳米，待赤小豆软烂时，加山药粉搅匀，同时用荷叶盖上，再煮 15 分钟，使粥成嫩绿色即成。

功效：降血尿酸。

（4）柚子萝卜拼盘

原料：柚子 1 个，白萝卜 200g。

制法：将天然柚子剥去外壳，取肉瓣置盘中；将鲜白萝卜洗净去皮，切成厚片，也摆在放有柚瓣的盘中。

功效：健脾除湿，化痰涤浊。

7. 中医辨证调治

（1）肝郁脾虚证

证候：胃脘或胸胁胀痛，食少纳呆，便溏不爽，情绪抑郁或烦躁易怒，善太息，肠鸣，舌苔白或腻，脉弦或细。

治法：健脾疏肝。

方药：四君子汤合四逆散加味治疗（人参 10g，白术 15g，茯苓 10g，柴胡 10g，芍药 15g，枳实 10g，甘草 5g）。

（2）痰湿蕴结证

证候：咳吐痰多，胸脘痞闷，呕恶，眩晕，体胖，舌苔腻，脉滑。

治法：行气祛湿，化痰和中。

方药：黄连温胆汤加减（川黄连 6g，竹茹 9g，枳实 9g，半夏 9g，陈皮 6g，甘草 3g，生姜 2 片，茯苓 9g）。

（3）肝胃郁热证

证候：胸胁或胃脘胀满，口干，口苦，烦躁易怒，食欲旺盛，口渴多饮，便秘或小便黄赤，舌红，苔黄，脉弦滑数。

治法：清解郁热，疏肝行气。

方药：丹栀逍遥散合大柴胡汤加减［牡丹皮 9g，栀子 9g，柴胡 12g，赤芍、白芍各 25g，当归 12g，川芎 12g，黄芩 9g，黄连 6g，熟大黄 9g，沙参 15g，葛根 25g，天花粉 25g，荔枝核 15g，薄荷 6g（后下），甘草 6g］。

（4）痰瘀互结证

证候：形体肥胖，胸腹痞闷或胸闷如窒，口干不欲饮，面色晦暗，皮肤粗糙，舌紫暗或有瘀点，舌下络脉青紫，舌苔腻，脉弦滑或结代。

治法：行气化痰，活血化瘀。

方药：二陈汤加四物汤加减（桃仁 10g，红花 10g，熟地黄 15g，白芍 10g，川芎 10g，甘草 10g，当归 15g，法半夏 10g，茯苓 15g，薏苡仁 20g，陈皮 10g，石菖蒲 10g，制远志 10g，石菖蒲 15g，姜厚朴 10g，丹参 10g）。

六、多囊卵巢综合征

多囊卵巢综合征（polycystic ovary syndrome，PCOS）是生育年龄妇女常见的一种复杂的内分泌及代谢异常所致疾病，以慢性无排卵（排卵功能紊乱或丧失）和高雄激素血症为特征，主要临床表现为多毛、月经失调、无排卵等。多囊卵巢综合征属于中医学"不孕""闭经""癥瘕"等范畴。肥胖是多囊卵巢综合征的重要外在体现之一，多数多囊卵巢综合征患者存在肥胖体质（BMI ≥ 3），并且通常表现为腹型肥胖。肥胖型多囊卵巢综合征患者的代谢症候群、内分泌异常情况显著高于非肥胖型患者。

肥胖型和非肥胖型 PCOS 患者都伴有黄体生成素及胰岛素分泌的异常，但不同的是，肥胖型 PCOS 患者常常主要是胰岛素的分泌异常，而非肥胖型 PCOS 患者常常主要是黄体生成素的分泌异常。其中，胰岛素的分泌异常主要表现为高胰岛素血症和

（或）胰岛素抵抗。肥胖型患者多伴异常糖代谢，出现胰岛素抵抗现象，使胰腺细胞大量分泌胰岛素。多囊卵巢综合征患者体内的胰岛素一旦高于正常健康水平，将刺激雄性激素的合成。同时，肥胖型患者易出现肝脏合成的性激素结合球蛋白（sex hormone-binding globulin，SHBG）显著降低，导致游离血清的雄激素水平明显增高，雄激素的作用增强。

（一）判断依据

1. 育龄期及围绝经期多囊卵巢综合征的诊断。

（1）疑似多囊卵巢综合征　①稀发排卵或无排卵。②高雄激素临床表现或高雄激素血症；③超声下表现为多囊卵巢。上述 3 条中符合 2 条。

（2）确诊多囊卵巢综合征　具备上述疑似多囊卵巢综合征诊断条件后，还必须逐一排除其他可能引起高雄激素的疾病和引起排卵异常的疾病，才能确诊多囊卵巢综合征。

2. 青春期多囊卵巢综合征的诊断。对于青春期多囊卵巢综合征的诊断必须同时符合以下 3 个指标：①初潮后月经稀发持续至少 2 年或闭经。②高雄激素临床表现或高雄激素血症。③超声下卵巢多囊卵巢综合征表现，同时应排除其他疾病。

3. 除外库欣综合征、非经典型先天性肾上腺皮质增生、卵巢或肾上腺分泌雄激素的肿瘤、药物性高雄激素血症等。

（二）调理方法

多数肥胖型多囊卵巢综合征患者存在胰岛素抵抗。肥胖会加重多囊卵巢综合征患者代谢、生殖及心理健康问题的严重程度和增加患病率。因此，预防和治疗多囊卵巢综合征患者的肥胖，已成为目前重要的公共卫生挑战。研究显示，多囊卵巢综合征患者经生活方式干预和减重能够获得益处。

1. 起居调理

生活环境适宜，起居规律，注意休息，避免过劳。

2. 运动调理

（1）推荐适度减肥　预防体重反弹和更多获得健康的运动，保持至少 250 分钟 /周的中等强度活动，或 150 分钟 / 周的剧烈强度，或两者有效组合，以及涉及主要肌肉群的强化活动，连续 2 天 / 周，并尽量减少久坐。

（2）运动方式　在日常生活中，身体活动包括休闲时间的体育活动，如步行、骑自行车、游泳等。运动需要考虑女性和家庭及文化偏好。

3. 饮食调理

《多囊卵巢综合征评估和管理的国际循证指南》（2018 年版）提出：在采用一般健

康饮食原则的同时，应通过饮食干预来减少饮食能量摄入。饮食管理可以与运动和行为疗法结合应用。通过改变饮食来减轻 PCOS 女性的体重，每天应减少 500～750kcal 的能量摄入，即提倡低热量饮食。PCOS 患者的饮食建议包括总体减少卡路里摄入，还应降低饮食的血糖升高指数。

4. 情志调理

PCOS 患者心理问题的疏导需要通过多个渠道。在 PCOS 患者的基础治疗中，可以通过规律作息、戒烟戒酒、增加运动等方式，减少应激状态，避免加重情绪异常。同时，减重可以有效帮助患者建立信心，提高生活质量。家人及朋友的情感支持可以正面引导 PCOS 患者消解焦虑情绪，改善自我认知。

5. 经络调理

（1）针灸　痰、湿证，取穴关元、气海、子宫、足三里、三阴交等穴位；血瘀证，取气穴、中极、三阴交等穴位；肝郁、气滞证，取膻中、期门（双）、肝俞（双）等穴位。

（2）穴位埋线　目前，各临床医家选择腧穴尚无统一标准，主要从"任为阴脉之海""脾主运化""肾主生殖"等不同角度论治。

6. 药膳调理

（1）暖巢煲

原料：黄芪 15g，黄精 15g，山药 15g，石斛 10g，巴戟天 8g，三七花 5g，鹌鹑 100g。

制法：煲汤服用。

功效：填精增液，助卵养泡。

（2）瓜蒌饼

原料：瓜蒌瓤 250g，白糖 100g，发酵面团 1000g。

制法：瓜蒌瓤去子剁碎，加白糖拌匀为馅，发酵面团擀皮后加上馅，制成烙饼或馍，烙或蒸令熟。

功效：清热利湿，化痰通经，适宜于痰湿阻止、经闭不来、形体肥胖、胸中满闷者。

（3）薏苡仁陈皮粥

原料：炒薏苡仁 30g，陈皮 6g，大米适量。

制法：炒薏苡仁、陈皮、大米共煮粥食用。

功效：健脾祛湿，理气调经，适宜于痰湿阻滞型多囊卵巢综合征者。

（4）黄芪大枣黄鳝汤

原料：黄芪 50g，大枣 5 枚，黄鳝 500g，生姜两片，食盐半茶匙。

制法：黄芪、大枣（去核）洗净，稍浸泡；黄鳝宰后洗净、切断，与生姜、食盐齐炒至微黄。将所有材料一起放入砂锅中，加水适量炖熟，吃肉喝汤，可经常食用。

功效：补益脾胃，益气养血，适宜于虚证闭经及多囊卵巢综合征者。

7. 中医辨证调治

（1）肝经湿热证

证候：胸胁胀痛，形体微胖，口苦口干，大便干，舌红，苔黄腻，脉滑，女性月经不调。

治法：清肝泻火，理气化湿。

方药：龙胆泻肝汤加减（龙胆草、黄连、黄芩、黄柏、栀子、当归、白芍、熟地黄、川芎、连翘、薄荷、木通、防风、车前子、泽泻各10g，炙甘草6g）。

（2）脾虚湿阻证

证候：微胖浮肿，神疲乏力，肢体困重，小便不利，便溏或便秘，舌淡，苔白腻，脉濡细，女性月经不调。

治法：健脾益气，渗水利湿。

方药：参苓白术散合防己黄芪汤加减（党参15g，白扁豆12g，茯苓15g，炒白术10g，桔梗10g，砂仁6g，莲肉10g，黄芪20g，山药15g，薏苡仁15g，汉防己10g，甘草6g）。

（3）痰湿阻滞证

证候：素体微胖，喜食肥甘，头身困重，脘腹胀满，口黏涎多，神疲嗜卧，苔白腻，脉滑，女性月经不调。

治法：祛痰化浊，理气消胀。

方药：苍附导痰汤加减（苍术、陈皮、半夏、枳实、胆南星、香附、茯苓各10g，甘草6g）。

（4）气滞血瘀证

证候：形体微胖，胸胁胀痛，烦躁易怒，口苦舌燥，腹胀纳呆，舌淡，苔薄，脉弦，女性月经不调。

治法：疏肝理气，行气化瘀。

方药：逍遥散合四物汤加减（柴胡12g，当归15g，白芍10g，川芎10g，红花5g，炒白术10g，茯苓10g，甘草6g，薄荷6g）。

第五章　消瘦的体重管理

第一节　消瘦与亚健康

进食量与体力活动是体重管理的两个主要因素。食物提供人体能量,体力活动消耗能量。如果进食量过大而活动量不足,多余的能量会在体内以脂肪的形式积存,增加体重,久之便会导致肥胖;相反,若食量不足,劳动或运动量过大,可由于能量不足而引起消瘦,造成劳动能力下降。所以,体重管理需要保持能量供给与能量消耗之间的平衡,任何一方占比过大都可能导致体重的增加或减少,进而导致肥胖或消瘦。

对于脑力劳动者和活动量较少的人来说,日常生活中应加强锻炼,开展适宜的有氧运动,如快走、慢跑、游泳等。对消瘦的儿童而言,应增加微量元素和蛋白质的摄入,以保证正常生长发育和维持适宜体重。体重过高或过低都是不健康的表现,可造成抵抗力下降从而导致疾病发生,如老年人的慢性病或儿童的传染病等。过于消瘦还能导致头晕、身体疼痛、夜尿多等症状。

导致消瘦的常见病因分为以下几种情况:① 体质性消瘦:常有家族遗传或体质因素。② 神经 – 内分泌及代谢性疾病:如甲状腺功能亢进症、糖尿病、垂体功能减退、嗜铬细胞瘤、慢性肾上腺皮质功能减退症等。③ 恶性肿瘤。④ 慢性感染。⑤ 结核病。⑥ 血吸虫病或其他寄生虫病。⑦ 艾滋病。⑧ 慢性消化道疾病。⑨ 口腔及咽部疾病。⑩ 慢性胃肠疾病:如消化道溃疡、胃泌素瘤、非特异性溃疡性结肠炎等。⑪ 慢性肝病,如慢性肝炎、肝硬化等。⑫ 慢性胰腺疾病。⑬ 精神心理疾病,如神经性厌食、抑郁症等。最常见的病因是内分泌代谢性疾病,其次是慢性感染和恶性肿瘤。

一、常见的中医证型

脾胃为后天之本,气血生化之源,脾主肌肉,而长期饮食无规律就会造成脾胃虚弱,从而影响食物的消化、吸收、利用。营养不足,消耗又大,故易消瘦,后天之本吸收水谷精微能力下降或来源不足,进一步导致其他虚性症候,加重人体消瘦的症状。消瘦的具体分型如下。

（一）气血亏虚证

气血亏虚证是因大病久病、年老；或先天不足；或因思虑或饮食损伤脾胃；或产后大出血；或虫积噬血、耗伤气血及其他原因而导致的气血亏虚而引起的头晕眼花、面色无华、心悸气短、神疲、舌淡、脉沉缓一类病证。此类人群因气血虚损、生化乏源等原因，多有消瘦无力的表现。

1. 证候特点

心慌气短，不耐劳作，自行汗出，纳呆便溏，食后脘腹胀满，面色萎黄或苍白少华，或心悸失眠，面色淡白，头晕目眩，少气懒言，神疲乏力，或伴消瘦，或有自汗，舌质淡嫩，脉细弱。

2. 证候分析

以气虚证和血虚证并见为主要证候特点。心慌气短，少气懒言，神疲乏力、不耐劳作，自行汗出，脉弱等是气虚的主要表现；面色萎黄或苍白少华、头晕目眩、舌淡、脉细等是血虚的主要表现。脾为气血生化之源，气血亏虚者，脾健运的功能减弱，表现为纳呆便溏、食后脘腹胀满等。血不养心，则表现为心悸失眠。

3. 调理原则

补益气血，健运脾胃。

4. 调理方法

（1）起居调理 作息正常，不熬夜，睡眠充足，身体会更有活力。

（2）运动调理 适宜运动，以柔缓运动为主，如步行、慢跑、体操、太极拳等，有利于维持肌肉状态，增重增肌。不宜做大负荷及出大汗的运动。

（3）饮食调理 保护脾胃功能，饮食有规律，不过饥过饱，勿过食膏粱厚味及辛辣刺激的食物，每天保证大便通畅。

（4）经络调理

1）按揉关元穴：以中指或食指指腹按揉关元穴，每次1～3分钟，以关元穴出现酸胀感为度。

2）按揉气海穴：以中指或食指指腹按揉气海穴，每次1～3分钟，以气海穴出现酸胀感为度。

3）按揉足三里穴：取坐位，以左手中指指尖按揉左腿的足三里穴3分钟至出现酸胀感为度。

（5）情志调理 健康的心理能有效地增强免疫，激发生命活力，增进食欲。

（6）药膳调理

1）十全大补汤

原料：党参（或人参）10g，炙黄芪10g，肉桂3g，熟地黄15g，炒川芎6g，炒白术 10g，当归 15g，白芍 10g，茯苓 10g，炙甘草 6g，墨鱼 50g，猪肉 500g，猪肚 50g，生姜 30g。

制法：前 10 味药装入纱布袋内，将墨鱼、猪肉、猪肚、生姜洗净后入锅（最好用砂锅），加水适量，放入药包，加入花椒、料酒、盐适量，武火煮沸后改用文火炖熟烂后食用。

功效：补气养血，适宜于气血两亏者，症见气短乏力，面色萎黄，精神疲倦，腰膝酸软，心悸，自汗，头晕目眩，月经量少或后期，经色淡而清稀。

2）黄酒牛肉汤

原料：牛肉 1000g，黄酒 250mL，盐适量。

制法：将牛肉洗净，切成小块，放入锅中，加水适量，大火煮开，去除血污和浮沫，继用小火煎煮半小时调入黄酒和盐，煮至肉烂汁稠时即可停火，待冷后装盘，佐餐食用。

功效：补脾胃，益气血，适宜于气血两亏者，症见虚弱，消瘦，少食，乏力，精神倦怠。

3）羊肝方

原料：羊肝 1 具，羊肉 250g，地骨皮 12g，神曲 10g，鸡蛋清、葱白、豆豉、植物油、黄酒、白糖、盐、干淀粉、湿淀粉各适量。

制法：羊肝、羊肉冲洗干净，切细，放入碗中，加鸡蛋清、干淀粉抓拌均匀备用；地骨皮、神曲放入锅中，加清水，浓煮取汁备用；植物油倒入炒锅，烧至七成熟时，放入羊肝、羊肉，过油后沥出备用；地骨皮、神曲汁倒入炒锅，烧沸后加羊肝、羊肉，再加入葱白、豆豉、盐、白糖、黄酒、植物油，湿淀粉勾芡，翻炒收汁即成。

功效：益气血，补虚劳，适宜于气血两亏者，症见虚劳赢瘦，皮肤暗黄。

4）归参炖母鸡

原料：母鸡 1 只（约 1250g），当归 15g，党参 15g。

制法：把当归、党参、葱、姜、料酒、盐放入洗净的鸡腹内，入锅加水，小火煨炖至肉熟烂即成。吃肉喝汤，分餐食用。

功效：益气补血，适宜于气血两亏者，症见平素气短乏力，精神疲倦。

（7）中药调治

1）人参养营汤加减：人参 10g，茯苓 12g，白术 10g，黄芪 15g，当归 10g，白芍 10g，川芎 10g，熟地黄 15g，远志 6g，大枣 15g，甘草 6g。水煎服，每日 1 剂。

2）八珍丸：每次 1 丸，每日 2～3 次。面色苍白，食欲不振，倦怠乏力，动则气促等气血不足者尤宜服用，久服无妨，并常能取得良好效果。

（二）气阴两虚证

气阴两虚证是指人体的元气和真阴两方面同时出现不足，它既有肺、脾、肾三脏元气亏损的症状，又有五脏津液内耗、营阴不足的阴虚热盛的证候。本证好发于夏秋季节，因暑夏炎热，易于耗气伤阴，秋燥犯袭，易于化热，灼伤气阴。气阴两虚证常表现为神疲乏力，汗出气短，干咳少痰，纳呆，口干咽痛，头晕目眩，午后潮热，心悸，手足心热，腰酸耳鸣，尿少便结，舌偏红苔少，脉细数无力。气阴两虚亦可见消瘦体型。

1. 证候特点

神疲乏力，呼吸气短，纳食不香，干咳少痰，口干咽痛，午后潮热，手足心热。舌偏红，苔少，脉细数无力，面色㿠白，形瘦恶风，自汗或盗汗，少饮，身热，汗出，口渴，头晕目眩，心悸心烦，少寐，胃脘有灼热感，腰酸耳鸣，少腹坠胀，尿少便结。

2. 证候分析

夏秋之令，气候炎热，若失于防范，温热之邪外侵，耗伤气阴，胃肠传导失司，可出现身热，神疲乏力，口干口渴，纳食不香，午后潮热，尿少便结；或暑令炎热，热邪逼汗，易于耗伤气阴，可见身热，多汗，神疲乏力，口渴心烦；秋令燥邪犯肺，燥邪化热灼伤肺胃，津液内耗，出现肺胃气阴两伤，症见气短喘促，干咳少痰，胃脘有灼热感，咽干口渴；或因素体虚弱，脾胃不足，思虑过度，耗伤心血，血虚而阴亏，出现心之气阴两虚，症见心悸自汗，头晕目眩，手足心热，神疲乏力；若劳累过度，房事不节，肾之气阴两伤，可见腰酸耳鸣，少腹坠胀，口干咽痛，舌偏红，苔少，脉细数无力。

3. 调理原则

益气养阴生津。

4. 调理方法

（1）起居调理　慎起居，避暑热秋燥；清心寡欲，节制房事；不过度劳累，保证充足睡眠。

（2）运动调理　早晚适量活动，如散步、太极拳、保健操等放松类项目，可增强体质，从而防止本证的发生；注意避免剧烈运动。

（3）饮食调理　规律生活，均衡饮食，饮食清淡，少食辛辣之品。

（4）药膳调理

1）黄精猪肘煲

原料：黄精25g，黑豆50g，猪肘肉500g，盐4g，鸡精2g，味精2g，料酒10mL，胡椒粉3g，生姜5g，竹荪20g，胡萝卜50g，葱10g。

制法：黄精用黑豆煮熟，洗净，切薄片；猪肘肉洗净，去毛；生姜切片，葱切段；

胡萝卜去皮，切块；竹荪用温水发好，切小段。将黄精、生姜、葱、料酒、胡萝卜一同放入炖锅内，加入清水约 2800mL，置武火烧沸，再用文火煲 45 分钟，加入盐、鸡精、胡椒粉、竹荪，煮熟加入味精即成。

功效：补中益气，滋阴润肺，适宜于体虚乏力、心悸气短、肺燥干咳者。

2）枸杞党参窝头

原料：枸杞子 20g，玉米面粉 500g，党参 20g，白糖 30g，蜂蜜适量。

制法：枸杞子去果柄、杂质，洗净，用蜂蜜浸泡，党参用大米炒成黄色；将党参、枸杞子烘干，研成细粉；将玉米粉、党参粉、枸杞子粉放入盆内，加入白糖、水适量，揉成面团，搓成长条，揪成剂子，然后用手捏成各种形态的窝头；蒸锅内加开水适量，上笼武火蒸 15 分钟即成。

功效：补中益气，滋肾润肺，补肝明目，养阴生津，适宜于气阴两虚、腰膝酸软、头晕目眩、虚劳咳痰、消渴、遗精者。

3）西洋参酒

原料：西洋参 30g，白酒（或黄酒）500mL。

制法：将西洋参置于瓶内，入白酒（或黄酒）浸泡 10 日后，取上液饮用。

功效：益肺阴，生津液，清虚火，除烦倦，适宜于肺虚久咳、咽干口渴、虚热烦倦者。

4）二参茶

原料：西洋参 3g，沙参 12g。

制法：将西洋参润透后切薄片，沙参切小段；将两味药放入保温杯中，沸水冲泡，盖焖 15 分钟后即成。每日 1 剂，代茶频频饮用。

功效：养阴生津，益气强身，适宜于气阴津亏、口干咽燥、大便干结者。

5）人参麦冬五味茶

原料：人参 3g，麦冬 10g，五味子 3g。

制法：将人参切薄片，五味子捣碎，麦冬洗净。将三味药放入杯中，沸水冲泡，盖闷 15 分钟后即成。每日 1 剂，代茶频饮，至味淡时，嚼食参片、麦冬。

功效：益气生津，敛阴止汗；适宜于热病或大病后体倦气短、口渴多汗、心悸气促、久咳无痰、脉虚无力者。

（5）中药调治

1）清暑益气汤加减：西洋参 5g，石斛 15g，麦冬 9g，黄连 3g，竹叶 6g，荷梗 6g，知母 6g，甘草 3g，粳米 15g，西瓜翠衣 30g。每日 1 剂，水煎服。

2）生脉散加味：人参 10g，麦冬 10g，五味子 10g，炒白术 10g，茯苓 10g，薄荷 3g，生姜 3 片，炙甘草 6g。每日 1 剂，水煎服。

3）天王补心丹加减：生地黄 15g，五味子 5g，当归 9g，天冬 9g，麦冬 9g，柏子仁 9g，酸枣仁 9g，党参 12g，玄参 12g，丹参 12g，茯苓 12g，远志 12g，桔梗 9g。每日 1 剂，水煎服。

4）养胃汤合芍药甘草汤加减：沙参 12g，生地黄 15g，玉竹 12g，白芍 12g，炙甘草 6g，冰糖 15g。每日 1 剂，水煎服。

（三）肝肾阴虚证

肝肾阴虚证是指肝肾两脏阴液亏虚而致虚热内扰、阴不制阳、肝阳上亢所表现的证候。本证多由久病失调、房事不节、情志内伤等原因而引起。在亚健康状态，常表现为头晕目眩，耳鸣健忘，失眠多梦，咽干口燥，腰膝酸软，胁痛，五心烦热，颧红盗汗，女子月经失调，舌红少苔，脉细数。

1. 证候特点

腰膝酸软，胁痛，耳鸣，遗精，眩晕，舌红少苔，脉细而数，咽干口燥，失眠多梦，健忘，五心烦热，盗汗颧红，男子遗精，女子月经量少或多。

2. 证候分析

肝肾同源，肝肾阴液相互资生，肝阴充足则下藏于肾，肾阴旺盛则上滋肝木，两者盛则同盛，衰则同衰。肝阴亏虚可下及肾阴，使肾阴不足；肾阴亏虚不能上荣肝木，而致肝阴亦虚；阴虚则阳亢，阴愈虚阳愈亢，故肝肾阴虚证以阴液亏少、虚阳偏亢为病变特点。肾阴亏虚，水不涵木，肝阳上亢，则头晕目眩，耳鸣健忘；虚热内扰，心神不安，故失眠多梦；津不上润，则口燥咽干；阴液亏虚，肾府与筋脉失其濡养，故腰膝酸软无力；肝阴不足，肝脉失养，致胸胁隐隐作痛；阴虚生内热，热蒸于里，故五心烦热；虚火上炎于面，则两颧发红；虚热内迫营阴则盗汗；扰动精室，故见梦遗；虚热迫血妄行，可见女子月经量多；冲任隶属于肝肾，肝肾阴伤，冲任空虚，可使经量减少；舌红少苔，脉细数，为阴虚内热之证。

3. 调理原则

滋补肝肾，养阴强精。

4. 调理方法

（1）起居调理　慎起居，避暑热；清心寡欲，节制房事；调理情志，避免抑郁恼怒；劳逸适度，勿过劳伤阴。

（2）运动调理　适量活动，如散步、太极拳、保健操等，可增强体质，从而防止本证的发生；注意避免剧烈运动，汗出过多而耗伤阴津。

（3）饮食调理　饮食清淡，少食辛辣之品，戒烟酒。

（4）药膳调理

1）旱莲草大枣汤

原料：鲜旱莲草 50g，大枣 10 枚。

制法：将旱莲草和大枣洗净，一同放入锅内，加适量的水煨汤，去渣即成。

功效：滋补肝肾，滋阴养血，适宜于肝肾阴虚、出现腰膝酸软、头晕目眩者。

2）山茱萸粥

原料：山茱萸 15g，麦冬 15g，北沙参 15g，粳米 100g，冰糖 10g。

制法：将山茱萸、北沙参、麦冬和粳米同煮成粥，粥熟后加入冰糖即成。

功效：补肝肾，清肺热，养阴益胃，涩精固脱，适宜于肝肾肺胃阴虚、眩晕耳鸣、阳痿遗精、汗出口渴、干咳咽干者。

3）甲鱼枸杞女贞子汤

原料：甲鱼 1 只，枸杞子 30g，山药 30g，女贞子 15g，熟地黄 15g，味精 2g，料酒 10mL，生姜 5g，盐 3g，葱 10g。

制法：将甲鱼放入热水中慢慢加热宰杀，使其排尽尿液，捞出，去肠杂、头、爪；将枸杞子、山药、女贞子、熟地黄洗净，装入甲鱼腹内，加适量清水，将生姜、葱、料酒放入锅内武火烧沸，改文火煎煮至熟烂后加入盐、味精调味即可食用。

功效：滋阴补肝肾，适宜于肝肾阴虚所致的腰膝酸软、遗精、头昏眼花者。

4）人参固本酒

原料：人参、何首乌、枸杞子、生地黄、熟地黄、麦冬、天冬、当归各 60g，女贞子 15g，茯苓 30g，白酒 6000mL。

制法：将上药捣碎为末，用白纱布袋盛之置于净坛内，入白酒浸泡，加盖再放在文火上煮沸，约 1 小时后离火，待冷后密封，7 日后开启，去渣装瓶备用。每日 2 次，每次 10 ～ 20mL，早晚空腹温饮。

功效：补肝肾，填精髓，益气血，适宜于肝肾阴虚所致的头晕目眩、失眠健忘、精神萎靡、食欲不振、腰膝酸软、体倦乏力者。

5）桑椹蜜茶

原料：桑椹 60g，蜂蜜适量。

制法：将桑椹洗净，置于杯中，冲入开水浸泡 20 分钟，再加入蜂蜜适量，搅匀即成。每日 1 剂，代茶频频饮用。

功效：补肝肾，益精血，适宜于贫血、须发早白、神经衰弱、头晕健忘、大便干结者。

（5）中药调治

1）杞菊地黄汤：枸杞子 15g，菊花 6g，熟地黄 15g，山茱萸 12g，山药 12g，泽泻、牡丹皮、白茯苓各 9g。每日 1 剂，水煎服。

2）左归饮：熟地黄 15g，枸杞子、山茱萸、山药、白茯苓各 12g，炙甘草 6g。每日 1 剂，水煎服。

（6）膏方调治

1）药物组成：熟地黄 300g，怀山药 300g，吴茱萸、炙龟板、炙鳖甲各 250g，枸杞子、麦冬、菟丝子、牛膝、杜仲、石菖蒲、沙参、女贞子、旱莲草、川石斛、何首乌、白芍、当归、桑椹、骨碎补、狗脊、金樱子、芡实、陈皮、桃仁、桂圆肉、茯苓、夜交藤、泽泻、知母、黄柏各 200g，灵磁石 400g，合欢花 90g，五味子、菊花各 120g，酸枣仁 150g，佛手片 150g。

2）制法：将以上药物用清水浸泡一昼夜，其中灵磁石一味为矿物类药物，应先煎 30 分钟左右，然后将其他药物放入同煎，以快火连煎三汁后，用细纱布过滤，去渣取汁，再放到文火上慢慢煎煮浓缩。另外用阿胶 300mL，浸于 500mL 黄酒中烊化以备用，用冰糖或蔗糖 400g，趁热一同冲入药汁之中收膏，待冷却后便可服用。

3）适应证：精神萎靡，形体消瘦，腰膝酸软，遗精滑精，健忘，心烦，手足心发热，夜寐不安，盗汗，潮热，颧红，口干，干咳，头目眩晕，眼花耳聋；女子月经不调，经水量少，经色红，周期短，质稠；舌质红而干，舌苔薄白或少苔，甚或舌质中有裂纹，舌体萎缩，脉象沉细带弦或数。

（四）肝郁脾虚证

肝郁脾虚证是指肝失疏泄、脾失健运而表现为胸胁胀痛、腹胀、便溏等的症候，又称肝脾不和证。肝主疏泄，肝气郁结则疏泄不利，脾气亦因之运化失职，出现以消化功能减弱为主的证候。

1. 证候特点

长期忧愁思虑，精神萎靡不振，头昏欲睡，多梦，食少纳呆，脘腹胀闷，四肢倦怠，肠鸣矢气，两肋不适，大便不利，舌苔薄白或稍腻，脉弦细或涩。

2. 证候分析

肝失疏泄，经气郁滞，则胸胁胀满窜痛；太息可引气舒展，气郁得散，故胀闷疼痛可减；肝气郁滞，情志不畅，则精神抑郁；气郁化火，肝失柔顺之性，则急躁易怒；肝气横逆犯脾，脾气虚弱，不能运化水谷，则食少腹胀；气滞湿阻，则肠鸣矢气，便溏不爽，或溏结不调；肝气犯脾，气机郁结，运化失常，故腹痛则泻；便后气机得以条畅，则泻后腹痛暂得缓解；舌苔白，脉弦或缓，为肝郁脾虚之证。

3. 调理原则

疏肝健脾，以健脾为主。

4. 调理方法

（1）起居调理 戒烟戒酒，尽量晚上 10:00 前入睡。

（2）运动调理 运动可使人身心舒缓，有利于改善情绪。肝郁脾虚者可适当在晨间或傍晚做较为舒缓的运动，如慢跑、快走，也可做易筋经、八段锦等传统功法。

（3）饮食调理　饮食清淡，注意少油少盐，缓慢进食，多吃易消化的食物。

（4）情志调理　调节情绪，疏肝理气。日常要注意放松，解除忧虑，心情好，肝气条达，就能促进脾胃健康运化。

（5）经络调理　揉肝经的太冲至行间，用拇指从肝经腿根部推到膝窝曲泉穴100次，每日敲带脉300次，用拳峰或指节敲打大腿外侧胆经3分钟，拨动阳陵泉1分钟。

（6）药膳调理

1）山药薏苡仁芡实粥

原料：薏苡仁、芡实、干山药片各30g，糯米50g，红糖适量。

制法：将薏苡仁、芡实、山药、糯米一同煮成粥，出锅后可加适量红糖调味，可作为早、晚餐食用，不可冷服。

功效：补脾益气止泻，适宜于胃肠道功能紊乱之脾肾两虚者。

2）山楂玫瑰花茶

原料：干山楂片10g，干玫瑰花8g，蜂蜜适量。

制法：将10g干山楂片和8g干玫瑰花置于杯中，冲入开水浸泡20分钟，再加入蜂蜜适量，搅匀即成。不拘时服，代茶频频饮用。

功效：疏肝健脾，适宜于肝郁脾虚之两肋不适、常太息、不思饮食或便溏者。

（7）中药调治

1）补中益气汤合逍遥散加减：黄芪20g，党参20g，升麻9g，柴胡6g，白术9g，当归9g，白芍9g，茯苓9g，甘草6g，槐花9g，生地黄12g。水煎服，每日1剂，分2次服。

2）柴芍六君子汤：柴胡8g，白芍12g，陈皮10g，半夏10g，党参10g，白术12g，茯苓12g，甘草6g。水煎服，每日1剂，分2次服。

3）痛泻要方加味：白术20g，白芍15g，陈皮15g，防风6g，木香10g，砂仁10g，云苓20g，山药20g，甘草10g。水煎服，每日1剂，分2次服。

（五）心脾两虚证

心脾两虚证是因饮食不节，劳倦伤脾，或思虑劳心过度暗耗阴血，以及其他原因而导致心血不足、脾气虚弱所表现的证候。此型是亚健康状态最常见的类型，在亚健康状态，常见于操劳过度、思虑过度的人群。

1. 证候特点

心悸胸闷，失眠多梦，头晕头昏健忘，面色不华，气短乏力，自汗，食欲不振，脘腹胀满，便溏，月经量少色淡或淋沥不尽，舌淡，脉细弱。

2. 证候分析

本证以心血虚、脾气虚为特征。心血虚，心失所养，则心悸胸闷；心神不宁，则失眠多梦；气血两虚不能上荣于头目，则头晕头昏健忘；脾气虚弱，运化无力，气血生化不足，则自汗，面色不华，气短乏力，食欲不振，脘腹胀满，便溏。气血两虚，则月经量少色淡或淋沥不尽，舌淡，脉细弱。

3. 调理原则

补脾养心，补气养血。

4. 调理方法

（1）起居调理　保持心情舒畅，保证充足的睡眠。

（2）运动调理　经常进行体育健身活动可以减少疾病的发生，保持人体健康，改善生理功能，减缓衰老，可选用比较柔缓的运动，如气功、太极剑、八段锦、散步等。

（3）饮食调理　清淡饮食，少食油腻、生冷或辛辣食物。

（4）情志调理　劳逸适度，避免劳思损伤心脾。

（5）经络调理　取心俞、脾俞、足三里、三阴交、心俞、巨阙、神门、内关穴等穴位进行针刺或温灸。

（6）药膳调理

1）龙眼山药糕

原料：龙眼肉 25g，莲子肉 25g，山药 200g，面粉 100g，白糖适量。

制法：取龙眼肉（去核）、莲子肉（去心）备用；将山药粉、面粉加水揉成山药面团；将面团放在平盘内压平，平铺 1 层龙眼肉和莲子肉后，上面盖 1 层山药面，撒上白糖适量，上笼蒸熟，晾冷后划成小块即成。早当早点食用，晚作加餐食用。每日吃完此剂，减主食量，连吃半个月以上。

功效：健脾养心，补益气血，安神益智，适宜于心脾两虚、气血不足导致的失眠、记忆力减退、心悸心慌、食欲减退者。

2）归参鳝鱼羹

原料：党参 30g，当归 15g，活鳝鱼 250g，调料适量。

制法：将当归、党参洗净切片，装入纱布袋中，扎紧袋口；将鲜活鳝鱼去骨和内脏，去头、尾，取肉切成丝；将鳝鱼丝入锅，加水 500mL，入药袋，加料酒 5g，盐 2g，生姜 5g，先大火煮沸，撇去浮沫，再用小火煮 1 小时许，取出药袋，加入葱花、味精少许即成。吃鱼肉喝汤，隔日 1 剂。

功效：健脾益气，养血安神，适宜于心脾两虚者，症见失眠多梦，眩晕健忘，神疲乏力，面色无华，食欲不振。

3）桂圆白糖饮

原料：干桂圆肉 80g（鲜品更佳），白糖 30g。

制法：将桂圆置砂锅内，加水反复炖煮后加白糖调和，睡前饮汤食桂圆肉。

功效：养血益脾，补心安神，适宜于心脾两虚之健忘、失眠、倦怠疲乏者。

4）百合莲子瘦肉汤

原料：猪瘦肉 250g，莲子 30g，百合 30g。

制法：将以上原料洗净，共放砂锅内，加适量水煮汤，调味即可服食。每日 1 剂，连服数天。

功效：健脾益气，养心安神，适宜于心脾两虚者，症见精神不振，夜寐不安，面色无华等。

（7）中药调治

1）归脾汤加减：黄芪 30g，炒白术、党参、当归、茯神各 15g，远志 12g，炒枣仁 20g，木香 10g，龙眼肉 30g，甘草 10g。水煎服，每日 1 剂，分 2 次服。

2）口服中成药安神补脑液，每次 10mL，每日 3 次。

二、常见的疾病倾向

（一）营养不良倾向

营养不良倾向以体重低于标准体重的 10%～20% 为标准。一般体检不易发现明显的异常，测量指标和生化指标接近正常值，不影响免疫力和创伤愈合，仅表明热量和蛋白质摄入不足使营养指标下降，体力下降，并可伴有某种维生素和矿物质缺乏的表现，以婴幼儿、老年人多见。

1. 判断依据

（1）体重低于标准体重的 10%～20%，体重指数位为 17～18.99kg/m^2；劳雷尔指数为 92～109；现实体重与标准体重比为 80～90。

（2）可无症状，也可有体重下降、偏瘦、全身乏力、皮下脂肪减少等；儿童可出现体重不增或减轻、生长发育减慢等症状。

2. 调理原则

以健运脾胃、激发食欲、改善膳食、提高摄入量为主。

3. 调理方法

（1）起居调理

1）合理安排生活作息制度，保证充足睡眠，适当休息，避免劳累，保持心情舒畅，避免孤独、抑郁、情绪紧张，节制房事。

2）加强护理，居住环境宜保持安静、舒适，空气清新。保持皮肤、五官清洁卫生。

（2）运动调理　坚持户外运动，增强体质。

（3）饮食调理

1）根据营养不良倾向者消化功能及对食物的耐受能力等，合理安排饮食。不宜操之过急，由少到多，由流质到稀稠，再到固体食物，不宜强迫，以免厌食或呕吐。

2）婴幼儿营养不良倾向者所需的热能和蛋白质，一般应大于同年龄和同身长的正常儿童，以使能赶上正常生长水平的需要。

3）食物应选择容易消化吸收、高蛋白质的食物，可选择蛋类、鱼、瘦肉、豆制品等。给予足够的维生素和矿物质，必要时可加服各种维生素制剂。

4）改善膳食，早餐吃好、中餐吃饱、晚餐略少。杜绝偏食挑食、吃零食的不良习惯，戒烟戒酒。

（4）经络调理

1）推拿：推脾经 500 次，推大肠经 200 次，推三关 400 次，摩腹 5 分钟，捏脊 5 遍。每日 1 次，10 次为 1 个疗程。

2）针灸：针刺四缝。每日或隔日 1 次，5 天为 1 个疗程。

3）拔罐：①背部的大椎、脾俞、胃俞等穴位。②腹部的气海穴。③下肢部的百虫窝、足三里、隐白等穴位。

4）穴位敷贴：桃仁、杏仁、生山栀各等份，将上述药晒干研末，加冰片、樟脑少许，储藏备用。取药末 15 ～ 20g，用鸡蛋清调拌成糊状，干湿适宜，敷于双侧内关穴，然后用纱布包扎，不宜太紧，24 小时后取之。一般 1 次多见效，最多不超过 3 次，每次间隔 2 ～ 3 天。

（5）药膳调理

1）扶中汤

原料：炒白术、生山药、龙眼肉各 10g。

制法：上三味用水煮成汤，去药渣，代茶饮服，每日适量。

功效：益气养血，健脾补中，适宜于脾虚气弱、身体偏瘦、面色少华、精神不振、纳谷不香之营养不良倾向者。

2）归参鳝鱼汤

原料：鳝鱼 500g，当归 15g，党参 15g。

制法：将鳝鱼宰杀后去头、骨、内脏，洗净切成丝备用；当归、党参装入纱布袋内，加清水适量，用武火烧沸后，撇去浮沫，加黄酒，转用文火煮熬 1 小时；捞出纱布药袋，加盐、味精即成。吃鱼喝汤，分餐食用。

功效：补益气血，适宜于气血虚亏、体弱疲倦、气短乏力、面黄偏瘦之营养不良倾向者。

3）黄芪蒸鹌鹑

原料：黄芪 10g，鹌鹑 2 只。

制法：将鹌鹑杀后去毛，剖腹去内脏，洗净，入沸水中焯约 1 分钟捞出待用；将黄芪用湿布擦净，切成薄片，放入鹌鹑腹中。再把鹌鹑放在蒸碗内，加鲜汤、姜片、葱段，用湿绵纸封住碗口，入笼内；置旺火上蒸至熟透取出，加味精、盐、胡椒粉调味，再把鹌鹑翻在汤碗内，灌入原汁即成，食肉喝原汤汁。

功效：健脾益肾，消积化滞，适宜于脾肾气血不足、饮食不消、身体偏瘦、面色淡黄、毛发稀枯、烦躁不安之营养不良倾向者。

4）当归羊肉羹

原料：羊肉500g，黄芪、党参、当归、生姜各25g。

制法：羊肉洗净，切成小块；黄芪、党参、当归包在纱布里，用线捆扎好，一同放入砂锅内，加水适量，以小火煨煮至羊肉将烂时，放入生姜片、盐，待羊肉熟烂即可。分顿随量喝汤吃肉。

功效：补益气血，强壮身体，适宜于气血虚弱者，表现为疲倦乏力，面黄偏瘦，多汗，纳少之营养不良。

5）北芪鲈鱼

原料：北黄芪50g，鲈鱼500g。

制法：鲈鱼去鳞、鳃及肠杂，洗净；黄芪切片装入纱布袋内，扎紧袋口，与鲈鱼一起放入锅内，加葱、姜、醋、盐、黄酒、清水，用武火烧沸后，转用文火炖至熟。

功效：补中益气，健胃生肌；适宜于脾气虚弱、面色淡黄、精神不振、纳呆、便溏的营养不良倾向者。

（6）中药调治　参苓白术散加减（党参15g，白扁豆12g，茯苓15g，炒白术10g，桔梗10g，炒麦芽15g，砂仁6g，莲肉10g，黄芪20g，薏苡仁15g）。

（二）胃肠道功能紊乱

胃肠道功能紊乱是指由于精神因素造成的以胃肠道运动功能紊乱为主的疾病，而在生物化学和病理解剖学方面无器质性病变，主要表现为胃肠道的有关症状，并常伴有失眠、焦虑、注意力涣散、健忘、神经过敏、头痛等其他功能性症状。

1. 判断依据

（1）发病大多缓慢，多与精神因素有关，常经年累月呈持续性或反复发作。症状常随情绪变化而波动，可由精神治疗法如暗示疗法而暂时消退。

（2）以胃肠道表现为主，可局限于咽、食管或胃，但以肠道表现为最常见，也可同时伴有神经官能症的其他常见表现。

（3）必须排除器质性疾病，尤其是胃肠道的恶性病变，如慢性胃病、妊娠期呕吐、尿毒症、脑瘤、胃癌、早期妊娠反应、脑垂体或肾上腺皮质功能减退、早期溃疡性结肠炎、克罗恩病、结肠癌、憩室炎、痢疾、直肠便秘、甲状腺功能亢进症、乳糖或果糖不耐受、吸收不良综合征等。

（4）多有肝郁脾虚或脾肾两虚的伴随症状，如两肋胀闷，食欲不振，精神疲惫，便秘便稀，腹胀嗳气。

2. 调理原则

调节情绪和作息习惯，调整脾胃功能。

3. 调理方法

（1）起居调理

1）工作及生活应注意劳逸结合，生活规律，避免长期的精神紧张。

2）播放舒缓轻悠、悦耳怡人、柔婉绵长的音乐，使人身体放松，心情畅快，能达到消除急躁、平和怒气、缓解紧张的作用。

（2）运动调理 平日体力活动较少者，应强调体育锻炼以增强体质，加胃肠道功能恢复。

（3）饮食调理 养成良好的饮食习惯，做到定时进食，细嚼慢咽，以利于消化。切忌暴饮暴食，避免食用过于粗糙、坚硬、生冷的食物，避免过热饮食，不食浓烈的香辛辅料。少食盐渍、烟熏、腌制、油炸食品。平时多食新鲜蔬菜、水果，以及软而易消化的食物。尽量避免烟、酒、辣椒、茶、咖啡、碳酸饮料等刺激性食物，以及避免服用对胃黏膜有刺激性的药物。

（4）经络调理

1）针灸：取穴足三里、三阴交、公孙、行间、神门、内关、建里、中脘、天枢、气海、阳陵泉、内庭、胃俞、脾俞、肝俞等。

2）推拿：①摩腹法：患者取仰卧位，双膝屈曲。两手掌相叠，置于腹部，以肚脐为中心，在中下腹部沿顺时针方向摩动约 5 分钟，以腹部有温热感为宜。用力宜先轻后重，然后扩大范围摩动全腹部约 2 分钟。②擦腰骶法：患者取坐位，腰部前屈。两手五指并拢，掌面紧贴腰眼，用力擦向骶部，如此连续反复进行约 1 分钟，使皮肤微热，有热感为宜。

以上两种自我按摩方法每日 1～2 次，然后根据病情可隔日治疗 1 次，直至症状消失。

3）敷脐：用藏紫草、藏红花、石菖蒲、百合、五味子、酸枣仁、制何首乌、柏子仁（霜）等纯中药配伍研磨，温水调成糊状，温度适中，贴敷肚脐。每天上、下午各 1 次，直至症状消失。

（5）药膳调理

1）豆蔻馒头

原料：白豆蔻 15g，面粉 1000g，酵母 50g。

制法：白豆蔻研细末；面粉加水发面，揉匀，待面发好后，加入碱水适量，撒入白豆蔻粉末，用力揉匀，做成馒头蒸熟，可做早餐主食。

功效：温中健脾，理气止痛，适宜于胃肠道功能紊乱之脾虚者。

2）芡实山药粥

原料：芡实、干山药片各 30g，糯米 50g，砂糖适量。

制法：芡实、干山药片、糯米同煮成粥，加糖调味，可作早、晚餐食用。

功效：补脾益气，固肾止泻，适宜于胃肠道功能紊乱之脾肾两虚者。

3）参枣米饭

原料：党参 10g，大枣 20 个，糯米 250g，白糖 50g。

制法：将党参、大枣泡发煮半小时，捞出，汤备用；糯米蒸熟，把枣摆在上面，再把汤液加白糖煎熬成黏汁，浇在枣饭上即可，作主食食用。

功效：补气，健脾，益胃，适宜于胃肠道功能紊乱之脾胃亏虚者。

4）佛手蛋

原料：佛手 15g，茉莉花 10g，鸡蛋 2 个。

制法：先用清水煮鸡蛋一个，捞出将蛋壳打破，再与佛手、茉莉花同煮 15 分钟即可。吃鸡蛋，每日 1 次。

功效：疏肝理气，醒脾固肠，适宜于胃肠道功能紊乱之肝郁脾虚者。

（6）中医辨证调治

1）脾胃不和证

证候：腹部隐痛，食欲不振，神疲乏力，大便溏，舌淡苔白，脉虚弱。

治法：健脾和胃。

方药：香砂六君子汤（党参 15g，白术 10g，茯苓 10g，甘草 5g，陈皮 6g，半夏 10g，木香 6g，砂仁 3g，炒谷芽 20g，炒麦芽 20g，鸡内金 10g）。

2）肝脾不和证

证候：腹部胀满，嗳气频繁，每因情志因素而发作，腹痛后即有便意，便后疼痛一时减轻，苔多薄白，脉弦。

治法：抑肝扶脾。

方药：痛泻要方（炒白术、炒白芍、炒陈皮、防风各 10g）。

3）湿浊困脾证

证候：腹胀腹痛，肠鸣，腹泻，饮食不当则腹痛，泻下加重，食少不化，恶心呕吐，倦怠身重，小便不利，舌淡胖，苔白腻，脉缓或濡。

治法：理气化湿，和中。

方药：藿朴夏苓汤（藿香 6g，真川朴 3g，姜半夏 5g，赤苓 9g，杏仁 9g，生薏苡仁 12g，白豆蔻 6g，猪苓 4.5g，淡香豉 9g，建泽泻 5g）。

4）脾胃阳虚证

证候：面色萎黄，四肢不温，大便溏，食少体倦，面色㿠白，唇甲色淡，舌淡，苔白，脉象沉弱。

治法：温补脾胃。

方药：附子理中汤［制附子 5g（先煎 1 小时），人参 10g，白术 15g，炙甘草 15g，干姜 5g］。

（三）免疫力低下

通常把人体对外来侵袭、识别和排除异物的抵抗力称为"免疫力"。免疫力下降，即当人身体在受到外来的侵害时，如细菌、病毒入侵时，身体抗病能力下降。

1. 判断依据

（1）常感到神疲乏力，容易疲劳，不能胜任工作，但各项检查结果均无异常。休息后稍缓解，但不能持久。

（2）感冒不断，气候变化之时，易感外邪，且病程较长。

（3）伤口容易感染，愈合时间较正常延长，或身体不同部位易长细小疖肿。

（4）肠胃虚弱，易出现餐后胃肠功能紊乱。

（5）易受传染病的攻击，如易被传染感冒等。

2. 调理原则

调节肺卫和脾胃功能，保持健康的心态和充足的体力。

3. 调理方法

（1）起居调理

1）工作和生活规律，保证睡眠。

2）保持乐观情绪和态度，使人体维持于一个最佳的状态。巨大的心理压力会导致人体免疫系统功能紊乱。

3）定期体检，发现问题及时治疗。

4）注意季节和气候变化，随时增减衣物。

（2）运动调理 适当锻炼身体、增强体质。可在工作休息、学生课间操锻炼、晚间锻炼，注意锻炼过程中运动量要适量，循序渐进，忌强度过大，还应持之以恒。

（3）饮食调理 注意饮食均衡，合理搭配各种营养成分，如蛋白质、脂肪、维生素。

（4）经络调理

1）针灸：取穴足三里、曲池、合谷、血海、内关、神门。

2）推拿：在脾胃或肝肾经穴位或循行部位按摩。

揉丹田：丹田位于肚脐下 1～2 寸处，相当于石门穴位置。方法是将手搓热后，用右手中间三指在该处旋转按摩 50～60 次。

按肾俞：肾俞穴位于第 2、第 3 腰椎间水平两旁 1 寸处，两手搓热后用手掌上下来回按摩 50～60 次，两侧同时或交替进行。

摩涌泉：涌泉穴位于足心凹陷处，为足少阴肾经之首穴。方法是用右手中间三指按摩左足心，用左手三指按摩右足心，左右交替进行，各按摩 60 ～ 80 次至足心发热为止。

以上三法，依次而行，早晚各 1 次，长年不断，必然见效。

（5）药膳调理

1）枸杞羊脑

原料：羊脑 1 具，枸杞子 30g。

制法：将羊脑洗净与枸杞子盛在碗中，加适量葱末、姜末、料酒、盐，上锅蒸制。

功效：补髓补脑，调养躯体疲劳，适宜于免疫力下降者。

2）黄芪鸡

原料：黄芪 30g，陈皮 15g，肉桂 12g，公鸡 1 只。

制法：将中药用纱布包好，与公鸡一起放入锅中，小火炖熟，盐调味，吃肉喝汤。

功效：调养躯体疲劳，适宜于免疫力下降者。

3）人参糯米粥

原料：人参 10g，山药、糯米各 50g，红糖适量。

制法：先将人参切成薄片，与糯米、山药共同煮粥，待粥熟时加入红糖，趁温服用，每日 1 次。

功效：补益元气，抗疲劳，强心，适宜于免疫力下降者。

4）鳗鱼山药粥

原料：活鳗鱼 1 条，山药、粳米各 50g，各种调料适量。

制法：将鳗鱼剖开去内脏，切片放入碗中，加入料酒、姜、葱、盐调匀，与山药、粳米共同煮粥服用，每日 1 次。

功效：气血双补，强筋壮骨，消除疲劳，适宜于免疫力下降者。

（6）中医辩证调治

1）气血亏虚证

证候：面色淡白或萎黄，头晕目眩，少气懒言，神疲乏力，或有自汗，心悸失眠，舌质淡嫩，脉细弱。

治法：益气生血。

方药：十全大补汤（黄芪 30g，党参、茯苓、熟地黄各 15g，白术、川芎、白芍各 9g，炙甘草、当归各 10g，肉桂 6g）。

2）脾肾阳虚证

证候：面色萎黄，四肢不温，大便溏，畏寒肢冷，腰膝酸软，腹部冷痛，小便不利，食少体倦，面色㿠白，唇甲色淡，舌淡苔白，脉象沉弱。

治法：温补脾肾。

方药：右归丸（熟地黄 25g，制附子 3g，肉桂 5g，山药 15g，山茱萸 10g，菟丝子 10g，鹿角胶 10g，枸杞子 15g，当归 10g，杜仲 12g）。

3）肝肾阴虚证

证候：头晕目眩，视物模糊，耳鸣，胁痛，腰膝酸软，咽干，颧红，盗汗，五心烦热，男子遗精，妇女月经不调，舌红无苔，脉细数。

治法：滋补肝肾。

方药：六味地黄丸（熟地黄 15g，山药 15g，山茱萸、泽泻、牡丹皮、茯苓各 10g）。

4）脾气亏虚证

证候：面色淡白、萎黄，身体容易出现疲劳感，大便溏，腹部怕冷，一受凉就腹泻，胃口不佳，食欲差，舌淡胖，边上有齿痕，舌苔白，脉象虚弱缓慢。

治法：益气健脾。

方药：人参健脾丸（当归、人参、麸炒白术、茯苓、陈皮、制远志各 10g，木香 6g，砂仁 6g，蜜炙黄芪、山药、炒酸枣仁各 15g）。

三、常见的中医体质

中医学认为，阴阳、气血、津液是生命的物质基础，而体质现象即是阴阳、气血、津液盛衰变化的反应状态，因而能从中医体质学角度进行分类，王琦教授编写组对中医体质进行的九分法的分类已在前文中详细介绍。与消瘦相关联的体质类型主要是阴虚质、气虚质和气郁质 3 种。

（一）阴虚质

1. 基本概念

阴虚质是指由于先天遗传或后天失养，导致体内阴液（如血液、津液、阴精）虚少的一种体质状态。其不适表现为阴虚症状，且以肾阴虚为主，兼及肝、心、肺、胃。处于此种体质状态的人群，性情急躁，耐冬不耐夏，易感温热暑邪为病。肺阴不足者，难耐秋令燥气，易致肺燥咳嗽，一旦感受温燥之邪，常迅速入里化热，伤及肝肾之阴，喜进甘寒之品，易出现痤疮、黄褐斑、失眠、黑眼圈、便秘、口臭、咽痛等。

2. 体质特征

形体消瘦，皮肤弹性差，毛发枯焦，或口干舌燥，口渴咽干，眩晕耳鸣，大便秘结，小便短赤，或五心烦热，盗汗，腰膝酸软，性格急躁，情绪亢奋。男子遗精，女子经少，甚则出现鼻衄、倒经等症。舌质红，苔少，脉细，或见胁痛眼涩，视物模糊，或见心悸健忘，失眠多梦，或见干咳少痰，咽痛音哑，或见饥不欲食。

3. 调理方法

（1）起居调理　起居应有规律，居住环境宜安静，避免熬夜、剧烈运动和在高温酷暑下工作。

（2）运动调理　适合做有氧运动，可选择太极拳、太极剑、气功等动静结合的传统健身项目。锻炼时要控制出汗量，及进补充水分，不宜洗桑拿。

（3）饮食调理　多食瘦猪肉、鸭肉、绿豆、冬瓜等甘凉滋润之品，少食羊肉、韭菜、辣椒、葵花子等性温燥烈之品。

（4）情志调摄　修身养性，学习调节自我情绪，避免心情抑郁，保持心绪平稳。

（5）药膳调理

1）莲子百合煲瘦肉

原料：莲子20g（去心），百合20g，猪瘦肉100g

制法：上述原材料加水适量同煲，肉熟烂后用盐调味食用，每日1次

功效：清心润肺，益气安神。

2）蜂蜜蒸百合

原料：百合120g，蜂蜜30g。

制法：上述原材料拌和均匀，蒸令其熟软。时含数片，后嚼食。

功效：补肺，润燥，清热。

（6）中药调治　可选滋阴清热、滋养肝肾之品，如女贞子、山茱萸、五味子、麦冬、沙参、玉竹等药，常用中成药为六味地黄丸。

（二）气虚质

1. 基本概念

气虚质指由于先天不足，后天失养，表现为人体的生理功能不良，体力与精力明显缺乏，稍微工作和活动后就觉疲劳不适的一种状态。本体质者常因一身之气不足而易受外邪侵入，体质形成与脾、心、肺、肝四脏密切相关。处于此种体质状态的人群，卫表不固，故平素易患感冒；或病后抗病能力弱，易迁延不愈；易患内脏下垂、虚劳等病。不耐受寒邪、风邪、暑邪。

2. 体质特征

体型偏虚胖或胖瘦均有，肌肉松软。平素气短懒言，精神不振，肢体疲劳易汗，舌淡红，舌体胖大，边有齿痕，脉象虚缓，面色萎黄或淡白，目光少神，口淡，唇色少华，毛发不泽，头晕，健忘，大便正常，或虽有便秘但不结硬，或大便不成形，便后仍觉未尽，小便正常或偏多。

偏于肺气虚者，易喷嚏，流清涕，舌质淡，脉细弱，常自汗，易患感冒、哮喘、眩晕或兼有体质过敏；偏于脾气虚者，多见胃口欠佳，疲倦乏力；偏于心气虚者，多

见失眠。

3. 调理方法

（1）起居调理　注意保暖，不要劳汗当风，防止外邪侵袭。可微动四肢，以流通气血，促进脾胃运化，改善体质。尤其注意不可过于劳作，以免更伤正气。

（2）运动调理　可做一些柔缓的运动，如散步、打太极拳、做操等，并持之以恒。不宜做大负荷运动和出大汗的运动，忌用猛力或做长久憋气的动作。

（3）饮食调理　多食用具有益气健脾作用的食物，如黄豆、白扁豆、鸡肉、香菇、大枣、桂圆、蜂蜜等。少食具有耗气作用的食物，如空心菜、生萝卜等。

（4）药膳调理

1）黄芪童子鸡

原料：童子鸡 1 只，黄芪 9g。

制法：取童子鸡 1 只洗净，用纱布袋包好生黄芪 9g，取一根细线，一端扎紧纱布袋口，置于锅内，另一端则绑在锅柄上。在锅中加姜、葱及适量水煮汤，待童子鸡煮熟后，拿出黄芪包。加入盐、黄酒调味，即可食用。

功效：益气补虚。

2）山药粥

原料：山药 30g，粳米 180g。

制法：将山药和粳米一同放入锅内，加清水适量煮粥，煮熟即成。此粥可在每日晚饭时食用。

功效：补中益气，益肺固精。

（5）中药调治　可选甘温补气之品，如人参、山药、黄芪等，常用中成药为玉屏风散。

（三）气郁质

1. 基本概念

气郁质是由于长期情志不畅、气机郁滞而形成的以性格内向不稳定、忧郁脆弱、敏感多疑为主要表现的体质状态。处于这种体质状态者，多见于中青年，以女性多见，性格多孤僻内向，易多愁善感，气量较狭小。气郁质者的发病以肝为主，兼及心、胃、大肠、小肠，易伤情志及饮食，易产生气机不畅，如郁病、失眠、梅核气、惊恐等。

2. 体质特征

形体无特殊，面色晦暗或黄，对精神刺激适应能力差，平时容易忧郁寡欢，喜叹息，易于激动，多烦闷不乐，或有胸胁胀满，或胸腹部走窜疼痛，食量偏少，食后常感胀满不适，多呃逆，睡眠较差，大便多干且无规律，妇女常有月经不调和痛经，经前乳胀，舌质偏暗，苔薄白，脉弦。

3. 调理方法

（1）起居调理　气郁质的人不要总待在家里，应尽量增加户外活动，如跑步、登山、游泳、武术等；居住环境应安静，防止嘈杂及环境影响心情；保持有规律的睡眠，睡前避免饮用茶、咖啡和可可等具有提神醒脑作用的饮料。

（2）运动调理　避免足不出户，应尽量增加户外活动，如跑步、登山、游泳、武术等。可坚持较大量的运动锻炼，多参加群众性的体育运动项目，如打球、跳舞、下棋等，以便更多地融入社会。

（3）饮食调理　多食黄花菜、海带、山楂、玫瑰花等具有行气、解郁、消食、醒神作用的食物。

（4）情志调理　培养豁达乐观的生活态度，不过度劳神，避免过度紧张，保持稳定平和的心态，且不宜过度思考和悲伤。

（5）药膳调理

1）橘皮粥

原料：橘皮 50g，粳米 100g。

制法：橘皮 50g，研细末备用；粳米 100g，淘洗干净，放入锅内，加清水，煮至粥将成时，加入橘皮，再煮 10 分钟即成。

功效：理气运脾。

2）菊花鸡肝汤

原料：银耳 15g，菊花 10g，茉莉花 2～4 朵，鸡肝 100g。

制法：银耳洗净撕成小片，清水浸泡待用；菊花、茉莉花温水洗净；鸡肝洗净切薄片备用；将水烧沸，先入料酒、姜汁、食盐，随即下入银耳及鸡肝，烧沸，打去浮沫，待鸡肝煮熟，调味，再入菊花、茉莉花稍煮沸即可。

功效：疏肝清热，健脾宁心。

（6）中药调治　常选香附、乌药、川楝子、小茴香、青皮、郁金等，常用中成药为逍遥丸。

第二节　消瘦与疾病

消瘦是指人体因疾病或某种因素而致体重下降至低于标准体重 10% 以上，或 BMI ＜ 18.5，临床表现为皮肤粗糙而缺乏弹性，皮下脂肪减少，肌肉萎缩，骨骼显露，或伴有水肿、精神萎靡、器官功能紊乱和免疫力下降，儿童可有生长停滞。就诊者常是因为在一定时间内体重下降，如自觉体重下降，或被他人发现消瘦而就诊。评估患者是否存在消瘦，应考虑体重在 6 ～ 12 个月内在原有体重基础上下降 5% 以上。消瘦常见于热量和蛋白质摄入不足，代谢消耗增加，消化吸收不良。多数器质性疾病均可引起消瘦，除营养不良外，最常见的原因是内分泌代谢性疾病。本节主要介绍功能性消化不良、肠易激综合征、慢性腹泻、甲状腺功能亢进症和糖尿病。

一、功能性消化不良

功能性消化不良（functional dyepepsia，FD）是消化系统常见病、疑难病之一，以胃、十二指肠功能紊乱导致的餐后饱胀不适、早饱感、上腹不适、上腹烧灼感等为主要临床症状。功能性消化不良可分为餐后不适综合征（postprandial distress syndrome，PDS）和上腹疼痛综合征（epigastric pain syndrome，EPS）两种类型。随着人们生活水平的提高，工作及精神心理压力等随之增加，我国功能性消化不良的发病率呈现逐年增高的趋势。研究表明，功能性消化不良约占消化内科门诊疾病的1/3，发病率占 18% ～ 23%，严重影响着患者的生活质量。

功能性消化不良属于中医学"胃脘痛""嘈杂""积滞""痞满"等范畴，是指经检查排除相关器质性病变的一组临床综合征，主要表现为上腹痛、上腹胀、早饱、嗳气、食欲不振、恶心、呕吐等。其主要病机为"肝郁脾虚，肝胃不和"，病位主要在胃，与肝、脾相关。情志抑郁，肝气郁结，以致脾胃运化失常，形成痰、湿、瘀、食积等病理产物，阻遏中焦气机，引起脾胃升降运化功能失常，以致中焦痞塞不通的一类疾病。《诸病源候论》载："脾胃二气，相为表里，胃受谷而脾磨之。二气平调，则谷化而能食。"脾胃运化调畅则饮食水谷精微运行布疏通畅，脾胃运化失司则水停聚而为痰湿，谷留滞则为食积，发为痞满、呃逆、嗳气。《景岳全书·痞满》曰："凡有邪有滞而痞者，实痞也；无物无滞而痞者，虚痞也。有胀有痛而满者，实满也；无胀无痛而满者，虚满也。"其提出痞满有虚实之分，为后世医家辨证论治提供一定的理论依据。

（一）诊断标准

1. 诊断标准

（1）符合以下标准中的一项或多项：①餐后饱胀不适。②早饱感。③上腹部疼痛。④上腹部烧灼感。

（2）没有可以解释上述症状的结构性疾病的证据（包括胃镜检查等），必须满足餐后不适或上腹痛综合征的诊断标准。

1）上腹痛综合征：必须满足以下至少一项：①上腹痛（严重到足以影响日常活动）。②上腹部烧灼感（严重到足以影响日常活动），症状发作至少每周 1 天。

2）餐后不适综合征：必须满足以下至少一项：①餐后饱胀不适（严重到足以影响

日常活动）。②早饱感（严重到足以影响日常活动），症状发作至少每周 3 天。

以上诊断前症状出现至少 6 个月或出现近 3 个月符合诊断标准。

2. 相关检查

血、尿、便常规，粪隐血试验，肝、肾功能，血糖，病毒性肝炎血清标志物，幽门螺杆菌，必要时测定相应的肿瘤标志物。胸部 X 线摄片、心电图、肝胆胰彩超作为常规检查，初诊消化不良患者应进行常规胃镜检查，不愿或不适应胃镜检查者可行上消化道气钡双重造影。疑为肝胆胰疾病而腹部彩超不能明确者，应做腹部 CT。常采用核素标记闪烁法、不透 X 线标志物试验餐法及实时超声法等检测胃排空功能。大约 50% 的 FD 患者存在固体排空延迟。多用气囊测压法和末端开放灌注导管测压法测定胃腔内压力，FD 常有近端胃容受性舒张障碍和餐后胃窦运动减弱。心理评估对经验治疗无效的患者后续治疗方案的制订有重要参考价值，故对疑诊心理障碍如焦虑和（或）抑郁者，建议仔细询问环境因素及应激生活事件、情感状态，必要时进行相关心理量表测评。

（二）体重管理措施

1. 起居调摄

改善久坐不动的生活方式，保持积极乐观的精神状态，及时解除精神压力。

2. 运动调摄

积极运动，建议慢跑、打球等有氧运动。

3. 饮食调摄

避免刺激性食物和药物，避免辛辣、肥腻、冷硬食物，避免咖啡、烟酒和非甾体抗炎药（nonsteroidal antiinflammatory drugs，NSAIDs）。对早饱、餐后腹胀明显者，建议少食多餐。

4. 情志调摄

心理治疗对功能性消化不良的治疗有一定帮助。《景岳全书》云："若思郁不解致病者，非得情舒愿遂，多难取效"，叶天士亦强调让患者"怡情释怀"。心理干预治疗在消化不良防治中越来越受到重视，"生物 – 心理 – 社会"疾病治疗模式在消化不良治疗值得推广。

5. 经络调理

（1）针灸穴位选择　主穴中脘、足三里、胃俞、内关；脾胃虚寒，加气海、关元；肝气犯胃，加太冲；饮食停滞，加下脘、梁门；气滞血瘀，加膈俞。

（2）穴位贴敷　随症调制不同中药，贴于神阙、中脘、天枢等穴位。

6. 药膳调理

（1）神曲丁香茶

原料：神曲 15g，丁香 1.5g。

制法：上两味放入茶杯中，沸水冲泡，代茶饮用。

功效：温中健胃，消食导滞。

（2）健脾消食蛋羹

原料：山药 15g，茯苓 15g，莲子 15g，山楂 20g，麦芽 15g，鸡内金 30g，槟榔 15g，鸡蛋若干枚，食盐、酱油适量。

制法：上述药、食除鸡蛋外共研细末，每次 5g，加鸡蛋 1 枚调匀蒸熟，加适量食盐或酱油调味，直接食用。每日 1 ～ 2 次。

功效：补脾益气，消食开胃。

（3）白术猪肚粥

原料：白术 30g，槟榔 10g，生姜 10g，猪肚 1 副，粳米 100g，葱白 3 茎（切细），食盐适量。

制法：将白术、槟榔和生姜装入纱布袋内、扎口；猪肚洗净，将药袋纳入猪肚中缝口，用水适量煮猪肚令熟，取汁，入米煮粥；粥熟时入葱白、食盐调味；空腹食用。

功效：健脾消食，理气导滞。

7. 中医辨证调治

功能性消化不良中医诊疗依据"寒、热、虚、实"为纲，将功能性消化不良分为脾虚气滞证、脾胃虚弱证、寒热错杂证、脾胃湿热证、肝胃不和证。

（1）脾虚气滞证

证候：胃脘痞闷或胀痛，纳呆，嗳气，疲乏，便溏，舌淡，苔薄白，脉细弦。

治法：健脾和胃，理气消胀。

方药：香砂六君子汤（人参 3g、白术 6g、茯苓 6g、半夏 3g、陈皮 2.5g、木香 2g、砂仁 2.5g、炙甘草 2g）。

（2）脾胃虚弱证

证候：食少，纳呆，便溏，或胃脘隐痛或痞满，喜温喜按，泛吐清水，疲乏，手足不温，舌淡，苔白，脉细弱。

治法：健脾和胃，温中散寒。

方药：理中丸（人参、干姜、白术、甘草各 9g）。

（3）寒热错杂证

证候：胃脘痞满或疼痛，遇冷加重，口干或口苦，纳呆，嘈杂，恶心或呕吐，肠鸣，便溏，舌淡，苔黄，脉弦细滑。

治法：辛开苦降，和胃开痞。

方药：半夏泻心汤（半夏 15g，黄芩、干姜、人参、炙甘草各 9g，黄连 3g、大枣 4 枚）。

（4）脾胃湿热证

证候：脘腹痞满或疼痛，口干或口苦，口干不欲饮，纳呆，恶心或呕吐，小便短黄，舌红，苔黄厚腻，脉滑。

治法：清热化湿，理气和中。

方药：连朴饮（制厚朴 6g，川黄连、石菖蒲、制半夏各 3g，香豉、焦栀子各 9g，芦根 6g）。

（5）肝胃不和证

证候：胃脘胀满或疼痛，两肋胀满，每因情志不畅而发作或加重，心烦，嗳气频作，善叹息，舌淡红，苔薄白，脉弦。

治法：理气解郁，和胃降逆。

方药：柴胡疏肝散（陈皮 6g、柴胡 6g，川芎、香附、枳壳、芍药各 4.5g，甘草 1.5g）。

8. 中药调治

（1）枳术宽中胶囊（丸） 健脾和胃，理气消痞，适宜于胃痞（脾虚气滞）者，症见呕吐，反胃，纳呆，反酸。

（2）达立通颗粒 清热解郁，和胃降逆，通利消滞，适宜于用于肝胃郁热所致痞满证者，症见胃脘胀满，嗳气，纳差，胃中灼热，嘈杂泛酸，脘腹疼痛，口干口苦。

（3）气滞胃痛颗粒 疏肝理气，和胃止痛，适宜于用于肝郁气滞、胸痞胀满、胃脘疼痛者。

（4）四磨汤 顺气降逆，消积止痛，适宜于用于气滞、食积证者，症见脘腹胀满，腹痛，便秘。

（5）健胃消食口服液 适宜于健胃消食，用于脾胃虚弱所致食积者，症见不思饮食，嗳腐酸臭，脘腹胀满。

二、肠易激综合征

肠易激综合征（irritable bowel syndrome，IBS）是一种功能性肠病，表现为反复发作的腹痛，与排便相关或伴随排便习惯改变。典型的排便习惯异常可表现为便秘、腹泻，或便秘与腹泻交替，同时可有腹胀或腹部膨胀的症状。能解释这些症状的器质性病变。根据发达国家的统计，在消化科专科门诊的患者中肠易激综合征占 1/3 以上，有的甚至达一半以上。我国肠易激综合征的流行病学统计工作还没有权威的大样本统计数据，现有的流行病学资料显示我国肠易激综合征的发病率为 0.82% ～ 11.5%，发病率差异大的原因多是诊断标准不同。肠易激综合征虽然不是一种致命性的疾病，但是给患者生活带来很大的不便。

肠易激综合征归属于中医学的"泄泻""便秘""腹痛""大肠泄""气秘""痛泻"等范畴，肝之疏泄失常是肠易激综合征的基本病机。《伤寒论》曰："趺阳脉浮而涩，浮则胃气强，涩则小便数，浮涩相搏，大便则鞕，其脾为约。"《素灵微蕴》云："饮食消腐，其权在脾；粪溺疏泄，其职在肝。"可见肝气条达，脾运如常，则大便通畅。《金匮真言论》云："若饥饱失节，劳役过度，损伤胃气，及食辛热味浓之物而助火邪，耗散真阴，津液亏少，故大便燥结。"可见胃肠燥热，耗伤津液，则无水舟停。《医方考·泄泻门》指出："泻责之脾，痛责之肝；肝责之实，脾责之虚，故令痛泻。"

（一）诊断标准

1. 采用罗马Ⅳ诊断标准

反复发作的腹痛，近3个月内平均发作至少每周1日，伴有以下2项或2项以上：与排便相关；伴有排便频率的改变；伴有粪便性状（外观）改变。诊断前症状出现至少6个月，近3个月符合以上诊断标准。

2. 分型

使用Bristol粪便性状量表图（图5-1），可对IBS做出亚型诊断。

（1）IBS便秘型（IBS with predominant constipation，IBS-C） ＞1/4（25%）的排便为Bristol粪便性状1型或2型，且＜1/4（25%）的排便为Bristol粪便性状6型或7型。

（2）IBS腹泻型（IBS with predominant diarrhea，IBS-D） ＞1/4（25%）的排便为Bristol粪便性状6型或7型，且＜1/4（25%）的排便为Bristol粪便性状1型或2型。

（3）IBS混合型（IBS with mixcd bowcl habits，IBS-M） ＞1/4（25%）的排便为Bristol粪便性状1型或2型，且＞1/4（25%）的排便为Bristol粪便性状6型或7型。

（4）IBS不定型（IBS Unclassified，IBS-U） 患者符合IBS的诊断标准，但其排便习惯无法准确归入以上3型中的任何一型，故称之为不定型。

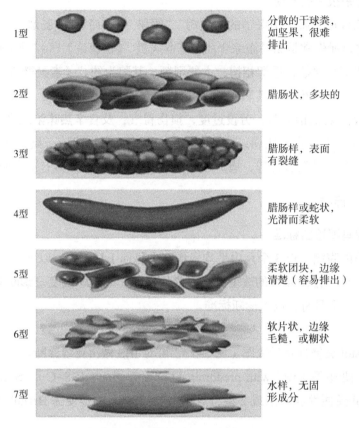

1型　　分散的干球粪，如坚果，很难排出

2型　　腊肠状，多块的

3型　　腊肠样，表面有裂缝

4型　　腊肠样或蛇状，光滑而柔软

5型　　柔软团块，边缘清楚（容易排出）

6型　　软片状，边缘毛糙，或糊状

7型　　水样，无固形成分

图 5-1　Bristol 粪便性状量表图

（二）体重管理措施

1. 起居调理

生活方式的调整能够减轻肠易激综合征症状。如减少烟酒摄入、注意休息、充足睡眠等行为改善。

2. 运动调理

建议进行中低强度的运动，如步行、瑜伽、太极拳、八段锦等。每周至少运动三次及以上，每次运动至少以三十分钟的运动量为宜，中低强度的规律运动有助于让改善肠易激综合征的症状。

不推荐高水平的耐力训练及高强度间歇训练，由于剧烈运动可导致腹泻恶化。

3. 饮食调理

限制的食物种类包括：①富含 FODMAPS（即难吸收的短链碳水化合物，如果糖、乳糖、多元醇、果聚糖、低乳半聚糖）等成分的食物；②高脂肪、辛辣、麻辣和重香料的食物；③高膳食纤维素食物可能对便秘有效（但对腹痛和腹泻不利）；寒凉食物可能会加重腹泻；④一旦明确食物过敏原，应避免摄入含有该过敏原成分的食物。

4. 经络调理

（1）针灸治疗 泄泻取足三里、天枢、三阴交，实证用泻法，虚证用补法。脾胃虚弱加脾俞、章门；脾肾阳虚加肾俞、命门、关元，也可用灸法；肝郁加肝俞、行间。便秘取背俞穴、腹部募穴及下合穴为主，一般取大肠俞、天枢、支沟、丰隆，实证宜泻，虚证宜补，寒证加灸。热秘加合谷、曲池；气滞加中脘、行间，用泻法。

（2）穴位按摩 取足三里、上巨虚、下巨虚、大肠俞、阳陵泉、中脘、天枢等穴位。持之以恒，每穴约半分钟。

5. 药膳调理

枣肉鸡内金饼

原料：大枣肉 250g，生姜 30g，鸡内金 50g，白术 50g，面粉 500g，白糖适量。

制法：先将生姜、白术煎汤，枣肉捣烂，生鸡内金焙干研细末，共和入面，作成小饼，烘熟。每次吃 2～3 个，每日 2～3 次，连服 1 周。

功效：健脾化食消胀。

6. 中医辨证调治

（1）肝气乘脾证

证候：腹痛即泻，泻后痛缓，发作与情绪变动有关，肠鸣矢气，胸胁胀满窜痛，腹胀不适，舌淡红或淡暗，苔薄白，脉弦细。

治法：抑肝扶脾。

方药：痛泻要方（白术 10g、白芍 9g、防风 9g、陈皮 9g）。

（2）脾胃虚弱证

证候：餐后大便溏泻，畏生冷饮食，腹胀肠鸣，易汗出，食少纳差，乏力懒言，舌质淡，或有齿痕，苔白，脉细弱。

治法：健脾益气。

方药：参苓白术散（党参 9g、茯苓 9g、白术 9g、炙甘草 3g、炒扁豆 12g、山药 12g、薏苡仁 12g、莲肉 9g、陈皮 6g、砂仁 3g、桔梗 3g、大枣 5 枚）。

（3）脾肾阳虚证

证候：黎明即泻，腹部冷痛，得温痛减，腰膝酸软，大便或有不消化食物，形寒肢冷，舌质淡胖，边有齿痕，苔白滑，脉沉细。

治法：温补脾肾。

方药：附子理中汤合四神丸（附子 5g（先煎 1 小时），党参、白术、干姜、五味子、补骨脂、肉豆蔻、吴茱萸、炙甘草各 10g）。

（4）大肠湿热证

证候：腹痛即泻，泄下急迫或不爽，脘腹不舒，渴不欲饮，口干口黏，肛门灼热，舌红，苔黄腻，脉滑数。

治法：清热利湿。

方药：葛根芩连汤（葛根 15g、黄芩 9g、黄连 9g、炙甘草 6g）。

（5）肝郁气滞证

证候：腹痛伴排便，大便干结难解，每于情志不畅时便秘加重，胸胁不舒，腹痛腹胀，嗳气频作，心情不畅时明显，舌质淡或暗淡，苔薄白，脉弦。

治法：疏肝理气。

方药：六磨汤（沉香、木香、槟榔、乌药、枳实、生大黄各等分）。

（6）大肠燥热证

证候：腹痛伴排便，大便秘结，大便干硬，腹部胀痛，按之明显，口干口臭，舌质红，苔黄少津，脉细数。

治法：泻热润肠通便。

方药：麻子仁丸（麻子仁 12g、白芍 9g、枳实 10g、大黄 6g、厚朴 9g、杏仁 9g、白蜜适量）。

（7）寒热夹杂证

证候：腹痛伴排便，腹泻便秘交作，腹胀肠鸣，口苦，肛门下坠，排便不爽，舌暗红，苔白腻，脉弦细或弦滑。

治法：平调寒热。

方药：乌梅丸（乌梅 15g、细辛 3g、干姜 9g、黄连 6g、当归 10g、附子 5g（先煎 1 小时）、蜀椒 6g、桂枝 6g、党参 12g、黄柏 6g）。

7. 中成药治疗

（1）参苓白术颗粒　人参、茯苓、白术、山药、白扁豆、莲子、薏苡仁、砂仁、桔梗、甘草，适宜于 IBS-D 脾胃虚弱证。

（2）补脾益肠丸　黄芪、党参、砂仁、白芍、当归、白术、肉桂、延胡索、荔枝核、干姜、甘草、防风、木香、补骨脂、赤石脂，适宜于 IBS-D 脾虚或脾肾两虚证。

（3）人参健脾丸　人参、白术、茯苓、山药、陈皮、木香、砂仁、黄芪、当归、酸枣仁、远志，适宜于 IBS-D 脾虚湿阻证。

（4）参倍固肠胶囊　五倍子、肉豆蔻（煨）、诃子肉（煨）、乌梅、木香、苍术、茯苓、鹿角霜、红参，适宜于 IBS-D 脾肾阳虚证。

（5）四神丸　肉豆蔻、补骨脂、五味子、吴茱萸、大枣，适宜于 IBS-D 脾肾虚寒证。

三、慢性腹泻

腹泻是消化系统疾病中的一种常见症状，是指排便次数多于平时，粪便不成形，呈溏软、溏薄或水样，或带有黏液；腹泻持续或频繁。慢性腹泻是指病程在 2 个月以上或间歇期在 2 ～ 4 周内的复发性腹泻，可见于肠道感染性疾病、肠道非感染性炎症、小肠吸收不良和运动性腹泻等。

慢性腹泻属于中医学"久泻""泄泻"范畴。《景岳全书·腹泻》谓："腹泻之本，无不由于脾胃。"《素问·阴阳应象大论》谓："湿胜则濡泄。"其认为腹泻的病变脏腑在脾胃。《杂病源流犀烛·腹泻源流》谓："是泄虽有风寒热虚之不同，要未有不原于湿者也。"其认为风、寒、暑、热之邪多夹杂湿邪而为病。《症因脉治·内伤腹泻》谓："饮食自倍，膏粱纵口，损伤脾胃，不能消化，则成食积腹泻之证。"其提出饮食因素也可导致腹泻。《景岳全书·腹泻》谓："凡遇怒气便作腹泻者，必先以怒时夹食，致伤脾胃，故但有所犯，即随触而发，此肝脾二脏之病也，盖以肝木克土，脾气受伤而然。"其说明情志与腹泻的密切关系。此外，脾胃虚弱也与腹泻联系密切，如《景岳全书·腹泻》谓："脾弱者，因虚所以易泻，因泻所以愈虚，盖关门不固，则气随泻去，气去则阳衰，阳衰则寒从中生，固不必外受风寒而谓之寒也。"

（一）诊断标准

1. 症状

诊断标准：2019 年由中华医学会等机构共同制订的《慢性腹泻基层诊疗指南》诊断标准：①大便次数增加，超过平时排便次数（＞ 3 次 / 天）。②大便性状有改变，大便稀薄，含水量超过 85%，或伴有黏液、脓血、未消化的食物。③病程在 4 周以上，或在 2 ～ 4 周内反复发作。④已排除胃部疾病、痢疾、肝、胆、胰、内分泌疾病所致的腹泻症状。

2. 相关检查

（1）病史采集　注意患者是否有不洁饮食史及疫源接触史，询问腹泻的诱因、起病急缓、病程长短、发作时间、排便次数、粪便性状、腹泻与进食及腹痛的关系，有无内分泌疾病、癌症家族史、手术史尤其是消化道手术史，是否长期服用抗生素等。

（2）体格检查　注意患者的精神及营养状态，有无水肿、脱水、虹膜炎、结节性多形性红斑、甲状腺及淋巴结肿大等。腹部体征应注意有无腹壁静脉曲张、腹部包块及压痛、肝脾肿大、腹腔积液等。此外，直肠指诊对慢性腹泻病因的诊断亦相当重要。

（3）血液检查　检测血常规、红细胞沉降率、肝肾功及电解质、血浆叶酸和维生素 B_{12} 浓度等。血特殊抗体检测，如抗麦胶蛋白的免疫球蛋白 IgG 和 IgA、抗肌内膜 IgA、抗组织谷氨酰胺转移酶 IgA 阳性，可诊断麸质过敏性肠病（celiac disease）。血浆激素和介质测定用于诊断分泌性腹泻，如 5- 羟色胺、P 物质、组胺、前列腺素（类癌）；血浆血管活性肠肽（VIP 瘤）；胃泌素瘤（卓 - 艾综合征）；降钙素（甲状腺髓样瘤）；甲状腺素（甲状腺功能亢进症）。

（4）粪便检查　一些腹泻经粪便检查就能做出诊断。常用的检查：粪隐血试验；镜检红细胞、白细胞、巨噬细胞、脂肪、肠黏膜上皮细胞、肿瘤细胞、寄生虫及虫卵；涂片查肠道球菌与杆菌的比例；粪培养鉴定致病菌；免疫学检测粪便中病原微生物的特异性抗原或抗体等。

3. 其他检查

此外，还有小肠吸收功能实验、内镜检查及影像学检查，有助于对慢性腹泻的判定。

（二）体重管理措施

1. 起居调理

（1）生活规律，避免疲劳、受凉，尤其腹部保暖。

（2）寻找引起腹泻的原因，尽力避免之。

（3）保持心情舒畅，乐观豁达。

（4）节制房事，避免肾之精过度耗散。

2. 运动调理

选择以中小强度的有氧运动为宜，如步行、快走、瑜伽、八段锦、太极拳等，避免剧烈运动。

3. 饮食调理

（1）注意饮食卫生，不吃变质食物，不暴饮暴食，不贪食油腻生冷食物。

（2）多食用红枣、淮山药、栗子、扁豆、糯米、莲子肉有健脾厚肠止泻作用的食物。

（3）少吃容易引起腹泻的食物，如蜂蜜、香蕉、无花果、芝麻、麻油、花生仁、瓜子仁、核桃肉等。

4. 经络调理

（1）针灸治疗　取足三里、天枢、三阴交，实证用泻法，虚证用补法。脾胃虚弱，加脾俞、章门；脾肾阳虚，加肾俞、命门、关元，也可用灸法；肝郁，加肝俞、行间。

（2）穴位按摩　取足三里、上巨虚、下巨虚、大肠俞、阳陵泉、中脘、天枢等穴位。持之以恒，每穴约半分钟。

5. 药膳调理

（1）砂仁炖鲫鱼

原料：鲫鱼400g，砂仁6g，炙甘草3g（研为末）。

制法：将甘草、砂仁并放入鱼腹内，用线缚好，放入锅内，加水适量，用武火煮沸，后用文火炖至鱼熟烂。每日1剂，连服数日。

功效：行气利水，健脾燥湿。

（2）白胡椒炖猪肚

原料：白胡椒 10g，猪肚 1 具，调味品适量。

制法：将猪肚反复用水冲洗净，白胡椒打碎，放入猪肚内，并留少许水分；把猪肚头尾用线扎紧，慢火煲 1 小时以上（至猪肚酥软），捞出猪肚，切条装盘，调味佐餐。

功效：温中健脾，行气利水。

6. 中医辨证治疗

（1）寒湿困脾证

证候：大便清稀或如水样，腹痛肠鸣，食欲不振，脘腹闷胀，胃寒，舌苔薄白或白腻，脉濡缓。

治法：芳香化湿，解表散寒。

方药：藿香正气散（大腹皮、白芷、紫苏、茯苓各 15g，半夏曲、白术、陈皮、炙厚朴、苦桔梗各 9g，藿香 10g，炙甘草 6g）。

（2）肠道湿热证

证候：腹痛即泻，泻下急迫，粪色黄褐臭秽，肛门灼热，腹痛，烦热口渴，小便短黄，舌苔黄腻，脉濡数或滑数。

治法：清热燥湿，分利止泻。

方药：葛根芩连汤（葛根 15g，黄芩 9g，黄连 9g，炙甘草 6g）。

（3）食滞胃肠证

证候：泻下大便臭如败卵，或伴不消化食物，腹胀疼痛，泻后痛减，脘腹痞满，嗳腐吞酸，纳呆，舌苔厚腻，脉滑。

治法：消食导滞，和中止泻。

方药：保和丸（焦山楂 10g，炒神曲 10g，制半夏 9g，茯苓 10g，陈皮 9g，连翘 9g，莱菔子 10g，麦芽 10g）。

（4）脾气亏虚证

证候：大便时溏时泻，稍进油腻则便次增多，食后腹胀，纳呆，神疲乏力，舌质淡，苔薄白，脉细弱。

治法：健脾益气，化湿止泻。

方药：参苓白术散（党参 9g，茯苓 9g，白术 9g，炙甘草 3g，炒扁豆 12g，山药 12g，薏苡仁 12g，莲肉 9g，陈皮 6g，砂仁 3g，桔梗 3g，大枣 5 枚）。

（5）肾阳亏虚证

证候：晨起泄泻，大便清稀，或完谷不化，脐腹冷痛，喜暖喜按，形寒肢冷，腰膝酸软，舌淡胖，苔白，脉沉细。

治法：温肾健脾，固涩止泻。

方药：四神丸（肉豆蔻 10g，炒补骨脂 12g，五味子 9g，吴茱萸 10g，红枣 5 枚，生姜 3 片）。

（6）肝气乘脾证

证候：泄泻伴肠鸣，腹痛、泻后痛缓，每因情志不畅而发，胸胁胀闷，食欲不振，神疲乏力，舌苔薄白，脉弦。

治法：抑肝扶脾。

方药：痛泻要方（白术 10g，白芍 9g，防风 10g，陈皮 10g）。

7. 中成药治疗

（1）参苓白术颗粒（丸）　健脾益气，用于体倦乏力、食少便溏。

（2）补中益气颗粒（丸）　补中益气，升阳举陷，用于脾胃虚弱、中气下陷所致的泄泻。

（3）参倍固肠胶囊　固肠止泻，健脾温肾，用于脾肾阳虚所致的慢性腹泻、腹痛、肢体倦怠、神疲懒言、形寒肢冷、食少、腰膝酸软；肠易激综合征（腹泻型）见上述证候者。

（4）补脾益肠丸　益气养血，温阳行气，涩肠止泻，用于脾虚气滞所致的泄泻。

（5）人参健脾丸　健脾益气，和胃止泻，用于脾胃虚弱所致的饮食不化、脘闷嘈杂、恶心呕吐、腹痛便溏、不思饮食、体弱倦怠。

四、甲状腺功能亢进症

甲状腺功能亢进症（hyperthyroidism），简称甲亢，属于自身免疫性疾病的一种，是由于多种原因造成的甲状腺功能过强，分泌过多甲状腺激素的一种疾病，主要表现症状有甲状腺肿大，眼部疾病如突眼、眼睑水肿或是视力下降等，高代谢症候群如较一般人更爱出汗、怕热、能吃却又变得消瘦、心悸乏力等，严重会危及生命，其病因主要是弥漫性毒性甲状腺肿（Graves 病）、多结节性毒性甲状腺肿和甲状腺自主高功能腺瘤（Plummer 病）。根据其发病原因通常将其分为三种不同类型，即原发性甲亢、继发性甲亢、高功能腺瘤等几种。甲亢严重会引起脏腑的病变，尤其是肝肾脏器为主。

甲亢在中医学被称为"瘿病"，甲亢初期多以郁痰结症状；中期就发展为阴虚、痰凝血瘀；后期就发展为阴虚肝火旺为主。我国古代就有很多医书记载了甲亢的治疗方法，《神农本草经》最早记载了有关含碘类海藻中药治疗甲亢的相关知识。晋代陈延之《小品方》云："其病喜在颈下，当中央不偏两边也。"其描述了瘿病的形态特点并确定了瘿病的病变部位在颈部。《杂病源流犀烛·瘿瘤》将瘿又名为瘿气、影袋，对其描述曰："其皮宽，有似樱桃。"《诸病源候论·瘿候》认为："诸山水黑土中，出泉流者，不可久居，常食令人作瘿病，动气增患。"其指出强烈而持久的情绪刺激、居住环境不适宜或饮食失于节制等因素，均是导致瘿病产生的主要因素。

（一）诊断标准

具有诊断意义的临床表现：怕热、多汗、激动、纳亢伴消瘦、静息时心率过速、特殊眼征、甲状腺肿大等，如在甲状腺上发现血管杂音、震颤，则更加具有诊断意义。

参照《甲状腺功能亢进症基层诊疗指南》（2019年）诊断标准：①高代谢症状和体征（淡漠型甲亢高代谢症状不明显）。②甲状腺肿大，少数患者可无肿大。③血清激素：TT_3、FT_3、TT_4、FT_4增高，TSH降低。T_3型甲亢时仅有TT_3、FT_3升高。

具备以上3项诊断即可成立。部分不典型患者首发症状可能为单一系统表现，如腹泻、房颤、低钾性周期性麻痹等。

（二）体重管理措施

1. 起居调理
规律起居，避免过度劳累及熬夜，适时放松，保持轻松愉快的心情。

2. 运动调理
选择温和的运动方式，如步行，避免剧烈的运动。

3. 饮食调理
避免食用含碘的食物，如海带、紫菜。减少使用含碘的食盐。避免刺激性食物，尤其是含有咖啡因的食物，如茶与咖啡。

4. 经络调理
（1）针刺治疗　常用肾俞、肝俞、心俞、颈部阿是穴（位于肿大的甲状腺上）、合谷、太溪、三阴交、足三里、血海、阴陵泉、复溜、太冲等穴位，用平补平泻法刺之。目突眼胀者，加风池、鱼腰、球后、攒竹、睛明，每次取2～3个穴，均用泻法不留针，毫针刺。甲状腺肿硬者，加水突、扶突、天鼎，每次取一至两个穴。

（2）灸法　常用大杼、风门、肺俞、风府、大椎、身柱、风池等穴位，再根据病情结合辨证施治选用配穴。主配穴结合分为两组，每日交替使用一组，分别采用麦粒着肤灸（每穴7壮），火针（小号平火针，点灸穴位1～2次），艾条直接灸（每穴5～7壮）。

（3）穴位埋线　采用心俞、肝俞穴埋线配合小剂量甲巯咪唑治疗，在减少西药服用量的同时，也减轻了毒副作用。

（4）耳穴疗法　耳穴以神门、内分泌、皮质下为主穴，心悸者，加心、肾；汗多者，加肺；烦躁易怒、突眼者，加肝；尿频者，加肺、肾；易饥者，加胃。每次治疗主穴必用，随症配穴。

5. 中药外治
中药外治采用卡比马唑膏（蒲公英、雷公藤、夏枯草、玄参、浙贝母、黄药子、莪术等）外敷甲状腺，每日 1 次，每次使用不超过 10 小时。

6. 中医辨证治疗

（1）肝郁痰凝证

证候：情志不畅，郁闷不欢，食欲不佳，吞咽不舒服，胃部不舒服，身体消瘦乏力，胸闷头晕，也有乳房胀或小腹胀，眼部突出，舌苔薄且白或腻，脉弦细滑。

治法：疏肝化郁，除湿化痰，软坚消瘿。

方药：逍遥蒌贝散（柴胡 10g，当归 10g，白芍 10g，茯苓 10g，白术 12g，瓜蒌 5g，贝母 10g，法半夏 10g，制南星 10g，生牡蛎 30g，山慈菇 15g）。

（2）肝火上炎证

证候：脖颈前倾，肿大，较柔软，细滑，烦热，出汗较多，脾气急躁爱动怒，眼球会表现出突出状态，手指无缘由颤抖，常觉口苦，吃多易饿，舌红苔黄，脉弦数。

治法：清肝泻火，益气养阴。

方药：龙胆泻肝汤（龙胆草 6g，黄芩 9g，山栀子 9g，泽泻 12g，木通 9g，车前子 9g，当归 8g，生地黄 20g，柴胡 10g，生甘草 6g）。

（3）心肝阴虚证

证候：瘿肿可大可小，较软，发病缓慢，常常心烦失眠，容易出汗，眼睛干涩疲劳，头晕目眩，疲惫无力，舌头红易颤动，脉弦较细。

治法：滋养阴精，宁心柔肝。

方药：天王补心丹（人参、茯苓、玄参、丹参、桔梗、远志各 5g，当归、五味子、麦冬、天门冬、柏子仁、酸枣仁各 10g，生地黄 12g）。

五、糖尿病

糖尿病（diabetes mellitus，DM）是一种由多种病因引起的，以高血糖为特征的代谢紊乱性疾病，肥胖虽然是糖尿病的主要危险因素之一，但糖尿病患者在疾病进程中易出现消瘦的形体改变。

糖尿病属于中医学"消渴""脾瘅""消瘅"等。"消渴"之名首见于《黄帝内经》。《素问·奇病论》云："其人必数食甘美而多肥也，肥者令人内热，甘者令人中满，故其气上溢，转为消渴。"其认为消渴的病因病机多与饮食肥甘有关。《外台秘要》引用《古今录验》的内容将消渴分为三种："一渴而饮水多，小便数，无脂，似麸片，甜者，皆消渴病也；二吃食多，不甚渴，小便少，似有油而数者，此是消中病也；三渴，饮水不能多，但腿肿，脚先瘦小，阴痿弱，数小便者，此是肾消病也，特忌房劳。"《证治准绳·消瘅》提出："渴而多饮为上消，消谷善饥为中消，渴而便数有膏为下消。"已经与现代对消渴的分型十分接近，而治疗仍以滋阴降火为主，至《医学衷中参西录》提出："消渴的病机起于中焦，与元气不升相关，"共创制"玉液煎""升陷汤""滋膵饮"等方剂，并于方药中加入有降糖效果的中药，如黄芪、山药、鸡内金等。

（一）糖尿病的诊断标准

糖尿病的临床诊断应依据静脉血浆血糖，而不是毛细血管血糖检测结果。糖代谢状态分类标准和糖尿病诊断见表5–1、表5–2。

表5–1　糖代谢状态分类

糖代谢分类	静脉血浆葡萄糖（mmol/L）	
	空腹血糖	糖负荷后2小时血糖
正常血糖	< 6.1	< 7.8
空腹血糖受损	6.1 ～< 7.0	< 7.8
糖耐量异常	< 7.0	7.8 ～< 11.1
糖尿病	≥ 7.0	≥ 11.1

注：IFG 和 IGT 统称为糖调节受损，也称糖尿病前期

表5–2　糖尿病的诊断标准

诊断标准	静脉血浆葡萄糖（mmol/L）
典型糖尿病症状（烦渴多饮、多尿、多食、不明原因的体重下降）加上随机血糖偏高	≥ 11.1
空腹血糖	≥ 7.0
葡萄糖负荷后2小时血糖无典型糖尿病症状者，需改日复查确认	≥ 11.1

注：空腹状态指至少8小时没有进食热量；随机血糖指不考虑上次用餐时间，一天中任意时间的血糖，不能用来诊断空腹血糖异常或糖耐量异常。

空腹血浆葡萄糖或75g葡萄糖耐量试验（OGTT）后的2小时血浆葡萄糖值可单独用于流行病学调查或人群筛查。如OGTT目的是用于明确糖代谢状态时，仅需检测空腹和糖负荷后2小时血糖。研究显示，仅查空腹血糖则糖尿病的漏诊率较高，理想的调查是同时检查空腹血糖及OGTT后2小时血糖值。OGTT其他时间点血糖不作为诊断标准。建议已达到糖调节受损的人群，应行OGTT检查，以提高糖尿病的诊断率。

在急性感染、创伤或其他应激情况下，可出现暂时性血糖增高，若没有明确的糖尿病病史，就临床诊断而言不能以此时的血糖值诊断糖尿病，须在应激消除后复查，再确定糖代谢状态，检测糖化血红蛋白（HbA1c）有助于诊断。

（二）体重管理措施

1.起居调理

保证晚上10:00前上床休息，尽量不晚于晚上11:00。夜间睡眠需要保证在6～8小时。若睡眠不佳，需向医生说明并进行相关治疗。

2. 运动调理

有氧运动，选择快走或慢跑等活动，运动5分钟内心率达最佳有氧心率（170～180减年龄，如40岁，则有氧心率为130～140次/分）。每次运动，必须在达到有氧心率后，以相应运动速度持续至少30分钟，但不超过1小时。坚持4～7次/周。

3. 饮食调理

三餐固定时间进餐，进餐时间为20～30分钟，不超过1小时，不少于10分钟。碳水化合物类食物定量，包括米、面、荞麦、玉米、土豆、红薯等。结构合理：饭定量，青菜类可多量，肉类少量，少油脂。

4. 情志调理

保持平和、欢愉的心态。避免忧愁、悲伤、恼怒等不良情绪。

5. 经络调理

（1）针灸疗法　可选三阴交、足三里、阳池、外关、太冲、太溪、复溜、胰俞、脾俞、胃俞、肝俞、肾俞等穴位。采用针法或灸法，每日或隔日1次，以1个月为1个疗程。

（2）拔罐疗法　可选背部肺俞、肾俞、脾俞、或腹部中脘、天枢、水道等穴针。涂上润滑剂，拔罐或走罐后留罐5～10分钟，每日或隔日1次，以1个月为1个疗程。研究发现，针灸可降低血糖，提高胰岛素的敏感性，改善临床症状，增强人体对血糖的良性自我调节机制。

（3）按摩疗法　可选腰背、腹部、上肢、下肢等部位，左右手交替或两手重叠进行，使用适宜力量，先顺时针按摩50圈，再逆时针按摩50圈，每日或隔日1次，以1个月为1个疗程。通过按摩可达到调和气血、疏通经络、健脾益肾、清利湿热等作用。

6. 中医辨证调治

（1）肺热津伤证

证候：口渴多饮，口舌干燥，尿频量多，烦热多汗，舌边尖红，苔薄黄，脉洪数。

治法：清热润肺，生津止渴。

方药：消渴方（黄连末6g，天花粉末10g，牛乳30mL，藕汁50mL，生地黄汁50mL，姜汁10mL，蜂蜜5mL）。

（2）胃热炽盛证

证候：多食易饥，口渴，尿多，形体消瘦，大便干燥，舌苔黄，脉滑实有力。

治法：清胃泻火，养阴增液。

方药：玉女煎（石膏15g，熟地黄15g，麦冬6g，知母5g，牛膝5g）。

（3）气阴亏虚证

证候：口渴引饮，能食与便溏并见，或饮食减少，精神不振，四肢乏力，体瘦，舌质淡红，苔白而干，脉弱。

治法：益气健脾，生津止渴。

方药：七味白术散（人参 6g，茯苓 12g，炒白术 12g，甘草 3g，藿香叶 12g，木香 6g，葛根 15g）。

（4）肾阴亏虚证

证候：尿频量多，混浊如脂膏，或尿甜，腰膝酸软，乏力，头晕耳鸣，口干唇燥，皮肤干燥，瘙痒，舌红苔少，脉细数。

治法：滋阴固肾。

方药：六味地黄丸（熟地黄 10g、山茱萸 10g、牡丹皮 10g、山药 20g、茯苓 10g、泽泻 9g）。

（5）阴阳两虚证

证候：小便频数，混浊如膏，甚至饮一溲一，面容憔悴，耳轮干枯，腰膝酸软，四肢欠温，畏寒肢冷，阳痿或月经不调，舌苔淡白而干，脉沉细无力。

治法：滋阴温阳，补肾固涩。

方药：金匮肾气丸（干地黄 12g，山茱萸 10g，山药 18g，泽泻 9g，茯苓 10g，牡丹皮 9g，桂枝 9g，附子 5g（先煎 1 小时））。

第六章 体重管理系统设计及实践

体重管理的方法层出不穷，不同方法适用的人群也存在差异，目前还没有一种适用于所有人的体重管理方法。在这种背景下，体重管理系统应运而生。"系统"一词源于英文 system 的音译，是指由若干相互联系、相互作用的部分组合形成的具有某些功能的整体。体重管理系统不仅是体重管理的方法，还包含系统的观点、系统的态度、系统的思维方式等内容。

现代体重管理系统采纳了"生物－心理－社会医学"模式的思想体系，从生物、社会、心理整体上来收集信息和采取干预措施，其基本观点和原则是"以人为本"。在体重管理系统中，人是作为拥有独立思想的生物个体而存在，需要被关注的重点不仅是体重秤或者体脂计上的数字，还有个人所处的社会环境、心理状态等因素。只有做到充分尊重人的本能和需求，考虑个体的差异性，制订的体重管理方案才会更有效。本章主要从体重管理系统标准化流程及运用实践两方面对现代体重管理系统进行阐述。

第一节 体重管理系统标准化流程

体重管理面对的是拥有复杂思维和感情的人，所以体重管理师需要全方位了解被管理者真正的需求和目标，不仅从体重的角度，还要从生活和心理的角度对其进行管理，提供的方案需要做到个性化、个体化。现代体重管理系统遵循着标准化的流程，包括"建立关系→收集信息（含补充信息）→制订方案→服务跟进→方案评估"。

一、建立关系

体重管理系统首先需要构建与服务对象的关系。关系的建立基于对人性的充分理解和尊重，其核心是全面收集信息、制订符合个性特征和人性特点的干预方案，以及提高服务质量。关系建立的好坏影响着最终的体重管理效果。

（一）要明确建立关系的目标

良好信任关系的建立，有助于发现被管理者的言语与其真实想法、最终目标是否一致，并能评估其焦虑、抑郁症状水平及所处的精神状态，还可收集被管理者不会主动告知的信息。同时，体重管理师还要了解被管理者的社会关系情况，社会关系是客观环境中的重要组成部分，包括家人及所交朋友的情况。被管理者身边的人对其产生的影响不可忽视，社会关系情况也影响着体重控制。

（二）如何建立良好关系

如何快速有效建立良好的关系，取得被管理者的信任，使其敞开心扉，与体重管理师分享一些私密信息，是一门沟通交流的学问。在实际工作中，体重管理师要对被管理者有真情实意和感同身受，即"共情"。而过于注重语言上的技巧运用，会让人产生曲意迎合的错觉。神经语言程序学（neuro-linguistic programming，NLP）是一种关系建立的神经与心理学技术方法，是对思维过程、语言和行为之间关系研究的成果。NLP 在沟通学上的应用结果表明，沟通的成功与否取决于其对潜意识的影响，而个人感受在其中起关键作用。体重管理师在沟通时的语速快慢、语调高低及动作一致等因素都影响着被管理者的感受。如果被管理者对体重管理师的接受程度较高，则双方更容易产生亲近感，更能建立良好关系。

二、收集信息

在建立良好关系后，下一步是收集被管理者的信息。信息的全面性与客观性决定了所制订的方案是否准确和详细，因此要注意系统、全面并且客观地收集信息。需要收集的信息包含一般信息和补充信息。

（一）一般信息

人的信息复杂多样。一般信息不仅包括基本信息，还涵盖了营养、代谢、遗传、社会、个性心理特征等方面的信息。个体间存在着营养和代谢方面的区别，蛋白质型、碳水化合物型和混合型的代谢型差异，导致了不同食物种类摄入对身体的影响；遗传基因决定了个体的差异性，某些基因序列的存在可能使被管理者在相同热量摄入及消耗的情况下显示的效果不同；环境因素也是不可忽视的一点，被管理者所处的自然环境和社会环境影响着其体重管理的效果；心理情绪等因素容易导致各种不同的饮食行为，如暴饮暴食、厌食等。每个人都有不同的个性特征，也有其独特的心理特征。收集被管理者的一般信息能让体重管理师对其有更深入的了解，有助于后期制订合适的干预方案。

（二）补充信息

在一般信息收集的同时，体重管理师也需对一些客观指标进行收集。这些内容反映的信息有时会比主观描述更加准确，也更容易和直观地对干预效果做出判断和评估，这些信息就是补充信息。补充信息主要指通过实验室、功能医学、基因等检测方法，以及营养型、神经心理量表等评估工具所发现的信息。实验室检测主要包括一些慢性疾病相关的指标检测，如血糖、血脂等；功能医学检测主要为与身体功能丧失与维持相关的指标检测，如微量元素、维生素等；基因检测及营养型是功能医学检测的重要内容，能更好地判断个体的差异；神经心理量表等工具有助于评估被管理者的情绪状态，为是否需要采取情绪管理措施提供依据。因此，补充信息的收集可以客观地找出导致被管理者现状的根本原因，同时进一步验证了体重管理师收集到的一般信息。

三、制订方案

在对被管理者建立关系、信息收集完毕后，接下来就是制订干预方案。干预方案的制订因人而异，既需以标准化的流程为基础，又要结合被管理者的个人情况。现代体重管理一再强调系统性，因此，个性化干预方案的制订要与被管理者一起讨论，综合考虑其体质、性别、年龄、所处的环境、所从事的工作等因素，并且在保证方案干预效果的同时，充分调动被管理者的主动性和积极性。

（一）普通减重方案

普通减重方案的制订是体重管理最基础的内容，根据体重管理系统内容，分为运动方案制订、饮食方案制订和情绪管理方案制订。

1. 制订运动方案

运动与人类的进化及日常活动关系密切，随着现代科技的进步与生活方式的改变，大部分人群处于运动缺乏状态，因此制订行之有效的运动方案是体重管理中重要的一部分。在制订方案时，要建立健康档案，综合考虑每个人的身体状况、年龄因素、运动喜好、要达到的目的等多方面因素，在保证安全性的基础上，做到运动方案的个性化、动态化。

2. 制订饮食方案

食物不是造成肥胖的唯一因素，却是主要因素。大部分人的饮食行为，不仅是身体饥饿所需，还会受到各种外界事物的引导，如食物的色香味刺激、个人的情绪状态、所处的周围环境等。因此，饮食习惯才是影响体重的关键问题。制订合理的饮食方案，通过合适的饮食方式的选择、饮食结构的调整、减少食物中的能量摄入等方法可以达到控制体重的目的。

3. 制订情绪管理方案

情绪与饮食之间有着密切联系。情绪饮食的形成是一个过程：不良情绪可能引发过度饮食，在暴饮暴食后为了消除负罪感，有些人开始高强度运动甚至节食，大脑受到饥饿刺激后开启自我保护模式，释放出渴求食物的信息，一段时间后容易再次暴饮暴食，进入一个恶性循环。而体重的波动影响着情绪的波动，于是更加增加了体重管理的难度。因此在体重管理方案中要联合情绪管理方案的制订。

（二）其他减重方案介绍

除了普通减重方案外，还有其他一些专业化、系统化的减重方案，常见的包括控制碳水化合物的营养饮食减重法、四维优体方案减重法、重视被管理者饮食喜好和健康信息的减重法、注重日常摄入食物成分的饮食模式减重法等。

四、服务跟进

在制订方案完成并开始实施后，体重管理师要注意服务跟进。与被管理者及时沟通可以帮助体重管理师获取更多补充信息，以便进一步调整干预方案。被管理者的个性心理特征，所处的自然、社会和文化环境等均会影响着其体重管理的过程，因此其跟进的初始体重管理师应与每天交流，之后逐渐进展到按周、按月交流。心理问题和行为问题相对而言是比较难解决的问题。对于因情绪问题造成的体重管理停滞，体重管理师可以请专业的心理咨询师用心理学的方法对被管理者进行干预和疏导；对于行为问题，则要运用行为学理论来进行矫正。好的体重管理方案是动态变化的，不是一成不变的，体重管理师要根据被管理者的状态及时跟进调整方案。

五、方案评估

方案评估在体重管理的每个环节都十分重要，贯穿于整个体重管理系统中。无论是在前期建立关系、收集信息阶段，还是在制订方案、服务跟进阶段，都要及时进行方案评估。在关系的建立上，我们要评估与被管理者的沟通方式是否有效合理，建立的关系是否良好融洽；在信息的收集上，我们要评估信息收集的方法是否恰当，所收集的信息是否全面准确；在方案的制订上，我们要评估所制订的方案是否科学可行且因人而异，与被管理者的真实情况是否贴切；在服务的跟进上，我们要评估所采取的体重管理措施是否到位，是否根据被管理者的状态变化及时进行调整。在最终的管理效果评估上，我们除了关注体重的数值及反映体型效果的指标变化外，还要对被管理者的实验室、功能医学等检测结果进行跟踪，这不仅从另一方面反映被管理者的健康变化情况，还能更直观地督促被管理者，增加其坚持参与体重管理的动力。

第二节　中医体重管理系统服务规范与实践

当前，全社会对于健康问题的重视程度前所未有。人们开始关注自己的身体状况，特别是体重问题。同时，随着科学技术的进步，大数据、电子产品等新技术开始应用于医疗健康领域，数字化服务成为趋势。"传统＋现代"结合、"线上＋线下"结合、"以人为本"的中医体重管理服务正成为人们日常生活的迫切需求。因此，当前还需一个中医体重管理数字化服务规范，以满足新形势下的便捷化需求。

一、中医体重管理从业机构运营要求

（一）遵守法律法规

平台运营需符合相关的法律、法规和规章的规定。具有企业或社会组织的法人证书，对于从事医疗信息类服务的组织，还需申请领取相关的资质证书。

（二）具备经营基础

平台运营需具备与规模和服务质量相匹配的资金、固定的经营场所、专业的工作设备及合格的工作人员。这里的经营场所不仅包括线上环境，也包括可能存在的线下环境，因此必须符合国家对于安全性、卫生性、环境等方面的严格要求。

（三）对应专业资源

具备能够提供在线中医体重管理所需的所有资源。人力资源包括合格的中医执业医师、营养（医）师、运动康复师等相关专业人才，体重管理服务组织与人员，健康管理服务及人员。硬件设备资源包括能够满足线上体重管理服务的互联网体重管理平台、中医体重管理服务终端设备等。

（四）从业人员要求

平台需要拥有和平台规模、服务要求相匹配的工作人员，这些人员需要提供从业资格证书，保证他们的专业化和高效率。这包括专业人员的技能和技术能力，也包括他们对于中医体重管理等相关知识的了解。

（五）业务协同

平台运营机构可以为多个中医执业机构提供服务。这体现出平台的开放性和包容性，可以运用各方力量，实现资源整合与优势互补，提供更优质的服务。

二、中医体重管理数字化服务平台基本要求

（一）遵守网络安全

在日益严峻的网络安全环境下，平台必须严格遵守《中华人民共和国网络安全法》及相关法律法规。平台应有处理各类信息的主机系统、数据系统、应用系统，以及可以供员工高效、安全工作的物理环境。

（二）网络防护体系

每个平台应有自己的网络防护体系，包括成立专门的网络安全领导小组和应急处理小组，为可能出现的各类网络安全问题提供及时的解决方案。平台需要定期进行网络安全检查和漏洞修复，防止黑客攻击和数据泄露等安全问题，保障平台和用户信息的安全。

（三）服务功能

平台应提供一系列与用户健康管理、体重管理相关的服务项目，包括但不限于健康测评、饮食调理、运动管理、起居指导、情志管理、养生服务、健康管理、健康档案等项目。

（四）服务质量保证

为了保证平台的高度安全性、服务质量及用户权益，平台应遵守相关的行业标准和规定。例如，平台需要定期对所有工作人员的资质进行审核，只有持有相关资格证书（《执业医师资格证》《健康管理师》）等才能提供服务。

（五）平台管理系统

平台应设计和实施一套包括服务管理、健康评估、服务数据存储和统计、可连接软件的体脂秤、可穿戴设备管理等功能的系统，以更好地满足用户需求，提供更便捷和个性化的服务。

三、中医体重管理数字化服务平台管理要求

中医体重管理数字化服务平台管理要求，重点在于确保平台的整体运营安全、有效和高效。

（一）资格审核制度

建立严格的资格审核制度至关重要，意味着任何申请加入平台的人员都必须经过细致的资质和背景审核，以确保他们符合工作要求和行业标准。

（二）资金管理制度

有效的资金管理制度对于维护平台的财务健康至关重要，应制定明确的资金支付流程，包括计划内、计划外的支付流程和现金管理制度。此外，还需建立监督小组对平台内部的财务活动进行监督，以确保透明度和财务安全。

（三）服务流程制度

建立统一的服务制度，以形成从受理、派单，到处置（服务）、督办和回访评价的闭环服务流程。所有这些流程都应在系统内留下操作记录，以便对线上体重管理的全流程进行有效的监督和管理。

（四）客户投诉机制

设置明确的客户投诉处理管理机制和专门的投诉渠道（如电话或客服联系渠道），确保客服需求能在 24 小时内得到解决，以维护服务质量和客户满意度。

（五）服务管理机制

1. 定期进行回访和满意度调查

以评估管理效果和服务质量，及时改进和优化服务。

2. 不合格服务者退出平台

对第三方服务机构和人员实施严格的管理，对不符合标准或信用要求的机构和个人实施强制退出，以保持服务质量。

（六）网络管理机制

1. 建立严格的用户信息保密制度，确保所有个人数据的安全管理符合 GB/T35273 的要求。

2. 建立有效的风险防控机制，严防脱离平台的服务行为和交易行为，保证服务的正规化和标准化。

3. 平台的网络基础安全应满足 GB/T 20270 的相关技术要求，以确保网络操作的安全性和可靠性。

4. 平台应具备包括短信平台、健康档案系统、第三方支付平台、视频监控平台、支付服务商等在内的多种接口，并且其开放应符合相关的安全要求，以保障数据传输和交互的安全性。

四、中医体重管理数字化服务平台功能要求

（一）健康信息采集

运用各类健康检测设备和问卷量表来收集用户的健康数据，包括中医四诊仪、中医体质分析仪、中医经络检测仪等，可以帮助实时上传和记录用户的健康信息。

（二）健康档案管理

一个自动化的健康档案系统是必要的。这个系统不仅包含用户的基本信息（姓名、年龄、性别等），还包括更为详细的健康管理信息，如检查数据、生活习惯、既往史等。同时，还需设置合适的查询和访问权限，以保护用户隐私。

1. 基本信息

基本信息包括姓名、年龄、性别、民族等基础信息。

2. 健康管理信息

健康管理信息包括相关检查数据、问卷检测数据、家族史、个人生活习惯（每日饮食、运动、睡眠、进水量等）、既往史等。

3. 管理计划信息

管理计划信息包括体重管理计划、养生服务计划、家庭成员健康管理计划等。

（三）健康状态测评

通过预先设置好的问卷和算法，用户可以完成各类健康测评，如体重测评、中医综合测评、疾病风险测评等，并获得个性化的健康解读。

1. 体重测评

通过用户的体重、身高、腰围、腰臀比、体脂率、基础代谢率等综合评价用户健康情况；对于短期内体重突然下降或上升异常的用户，应特别提示或预警。

2. 中医健康测评

中医健康测评包括中医体质测评、中医亚健康测评、经络测评、情志测评、膳食营养测评、睡眠质量测评等。

3. 疾病风险测评

疾病风险测评包括更年期测评、抑郁检测、焦虑检测、生活质量测评、膳食营养状况测评、运动风险测评与超重或肥胖相关的疾病风险测评等。

（四）健康管理

根据健康测评结果，可自动生成个性化的体重管理计划或健康管理计划。此外，还需构建风险预警系统来分析用户的体重和健康状况，预测未来可能的疾病风险，并提供全面的健康管理方法，如膳食、运动、起居、情志调养等。

（五）健康科普

健康科普帮助公众了解健康的基本知识和重要性，唤醒他们的健康意识，提高他们对健康问题的认识。这种意识是实施中医"治未病"、构建健康生活方式和预防疾病的基础。因此，开设科普专栏提供各类健康科普信息，如药膳食疗、减肥秘籍、三高防治、运动养生、儿童保健等，对于提高公众健康意识大有裨益。

（六）远程指导

用户可以通过移动客户端、远程设备或社交媒体公众号等方式，进行在线问诊和交互，内容包括医疗咨询、养生咨询、慢病复诊、疾病预防与康复、药物使用等。

五、中医体重管理数字化服务平台服务质量监管

（一）服务机构自评

服务机构自评是指中医体重管理服务机构对自身服务质量和效果进行系统性评估。这一评估旨在确保服务符合中医理论和实践标准，并有效促进患者的健康和体重管理目标。

1. 自评的重要性如下。

（1）质量保证 通过自评，机构能够持续监控并改进其服务质量。

（2）客户满意度 自评帮助机构了解客户需求，提高服务满意度。

（3）符合行业标准 确保机构的服务符合中医体重管理的最新行业标准和规范。

2. 运营机构根据不同评价目标选择评价要求，进而设计评价指标体系，实施服务管理质量评价活动，查找问题后提出整改措施。

（二）服务对象评价

1. 运营机构应提供服务质量信息反映和投诉的渠道，主要包括网络、电话、手机终端软件、社交媒体公众号等，并制定质量管理目标，建立监督检查制度，公布 24 小时服务电话，受理投诉和咨询，定期收集来自内外部的评价信息并加以分析。

2. 对接受体重管理服务的用户进行问卷调查或访谈，了解服务对象对中医体重

管理数字化服务规范服务的满意度，对服务对象提出的意见和建议及时汇总、整改、反馈。

（三）社会第三方评价

通过（第三方专业机构）社会化满意度评估、群众意见反馈和社会媒体监督等方式，建立服务质量外部评价制度，完善社会第三方评价。

（四）评价流程

1.确定评估方式，并由对应的评估主体成立评估小组，负责评估工作。

2.评估小组按照评价指标，通过相关资料检查、座谈、现场评审以及用户满意度调查等方式开展评估工作。

3.评估小组提出评审意见，形成评估结果并公示。

4.每年度运营机构应利用质量管理工具分析服务管理质量评价结果，制定整改措施，持续改进，不断提高服务管理质量。